Comprender la obesidad

Comprender la obesidad

Dr. Xavier Formiguera

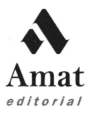

Amat
editorial

Este libro cuenta con los avales de:
SEEDO (Sociedad Española para el Estudio de la Obesidad)
www.seedo.es
SEEN (Sociedad Española de Endocrinologia y Nutrición)
www.seen.es

Autor: Dr. Xavier Formiguera
Director de la colección: Emili Atmetlla

© Editorial Amat, 2014 (www.amateditorial.com)
    Profit Editorial I., S.L., Barcelona, 2013

ISBN: 978-84-9735-741-8
Depósito legal: B-4893-2014

Diseño cubierta: XicArt
Maquetación: www.eximpre.com
Impreso por: Liberdúplex

Impreso en España - *Printed in Spain*

Índice

ÍNDICE

ÍNDICE

ÍNDICE

1. Concepto y causas de la obesidad

¿Qué es la obesidad?

La obesidad es una enfermedad crónica caracterizada por un aumento excesivo de la cantidad de grasa del cuerpo. Este aumento patológico de la grasa corporal se manifiesta por un incremento del peso y del volumen del cuerpo.

Cuando hablamos de obesidad o de sobrepeso nos referimos al aumento de las reservas de energía de nuestro organismo en forma de grasa. O dicho de otra forma, al aumento de la cantidad de tejido adiposo (células con capacidad de almacenar grasa en su interior) del cuerpo.

Causas de la obesidad. ¿Por qué engordamos?

La respuesta a esta pregunta es muy sencilla y de todos conocida:

**Porque comemos más energía
de la que gastamos**

Pero, tras esta aparente sencillez, se esconden procesos biológicos de una extraordinaria complejidad que trataremos de explicar de forma inteligible.

El cuerpo humano, y el de los animales en general, consume energía para funcionar. Esta energía consumida, que podemos medir en forma de kilocalorías (comúnmente conocidas como "calorías"), se obtiene de la combustión (quema) de diversos substratos energéticos (básicamente hidratos de carbono, pero también grasas y, en ocasiones, incluso proteínas).

Los humanos hemos sido diseñados, al igual que otras especies animales, para sobrevivir en condiciones de vida muy duras (el estilo de vida llamado "tradicional", en el que el trabajo implicaba esfuerzo físico) y por ello somos eficientes desde el punto de vista metabólico. La naturaleza nos ha dotado, en general, de una gran capacidad de almacenar la energía sobrante en forma de grasa. Esta característica es la que ha permitido la supervivencia de la especie humana como tal a lo largo de los siglos.

No olvidemos que el hombre primitivo que habitaba el planeta Tierra hace más de un millón de años si quería comer carne tenía, primero, que perseguir a algún otro animal y esto lo hacía corriendo sin ningún método de locomoción auxiliar. Después, cuando lograba atrapar al animal, tenía que pelearse con él, matarlo y, finalmente, conseguía así comer su carne y obtener de este modo la energía que necesitaba. Pero, muy probablemente, tardaría días o quizá semanas en cazar y comer otro animal. Así, la capacidad de almacenar energía era entonces esencial para poder sobrevivir.

Tengamos además en cuenta que, a lo largo de la historia de la humanidad, ha habido épocas de hambruna más o menos prolongadas. Es lógico suponer que durante estos períodos de hambre los individuos que genéticamente carecían de esta capacidad de almacenaje murieron y, por lo tanto, no se reprodujeron. Sólo habrían sobrevivido a estos períodos los que genéticamente sí poseían la capacidad de almacenar energía en su cuerpo. Esto ha hecho que a lo largo de los siglos se haya ido seleccionando una especie humana con una gran capacidad de almacenar energía.

Pero, aun así, esto no representaba un problema, puesto que la actividad laboral hasta la primera mitad del siglo XX requería en general un gran esfuerzo físico y, por lo tanto, un importante gasto energético.

Sin embargo, ocurrió que, fruto de lo que llamamos "civilización", la especie humana empezó, entre otras cosas, a crear máquinas que nos permitían ahorrar energía, es decir, que nos facilitaban hacer el mismo o más trabajo con menos esfuerzo físico. Y así fue cómo se inventaron máquinas para desplazarnos (bicicletas, motocicletas, automóviles, trenes, etcétera), maquinaria para la producción (telares, tractores, tornos, fresadoras, taladros, grúas, etcétera) y, más recientemente, elementos como la dirección asistida, cadenas de montaje robotizadas, mandos a distancia y un largo etcétera.

Si a la capacidad exacerbada de almacenar energía le sumamos la disminución del gasto energético, comprenderemos fácilmente que se produzca un desequilibrio de la balanza energética a favor del almacenamiento de energía. Esto se traduce en un aumento de peso y de volumen del cuerpo.

Para resumir, el fenómeno es en realidad muy complejo. Si nos engordamos es porque comemos más energía de la que gastamos. Nuestro organismo necesita energía para poder funcionar (crecer en la época de crecimiento, procesos metabólicos, síntesis de proteínas, movernos, etcétera). Esta energía la obtenemos a través de la alimentación. Si el ingreso de energía es igual al gasto de energía, las reservas energéticas del cuerpo se mantienen pero si, por cualquier razón, esta balanza se desequilibra, se produce un aumento o disminución de nuestras reservas energéticas y, por lo tanto, un aumento o disminución del peso (véase figura 1.1).

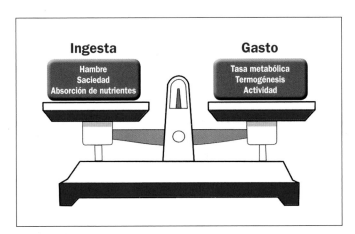

Figura 1.1. *Componentes de la balanza energética. El equilibrio se consigue cuando la ingesta de energía es igual al gasto de energía. El desequilibrio en estos dos parámetros se traducirá en un aumento o disminución del peso corporal*

El sobrepeso y la obesidad son, por tanto, el resultado de la interacción de factores genéticos con factores ambientales. La genética nos proporciona la capacidad de ser obesos y los factores ambientales actúan determinando el momento de aparición de la enfermedad y su magnitud.

La genética

No es obeso quien quiere sino quien genéticamente tiene capacidad de engordar.

¿Pero qué son los genes? Los genes son una parte de nuestros cromosomas y son estructuras formadas por ADN (ácido desoxirribonucleico) que actúan como unos

moldes con los que nuestro organismo fabrica proteínas que codificarán nuestras características individuales. El llamado genoma humano está formado por unos 30.000 genes. A excepción de los gemelos univitelinos (idénticos), este genoma es distinto para cada individuo.

Hablamos así de características genéticas que no son más que rasgos personales (color y aspecto del cabello, color de los ojos, talla, etcétera.) determinados por los genes. La genética influye también en la predisposición a padecer determinadas enfermedades. En general, se trata de enfermedades crónicas que padeceremos o no en función de las influencias ambientales a las que estemos expuestos durante nuestra vida. Es decir, que el hecho de que nuestros genes nos predispongan a ser diabéticos, por ejemplo, no significa que, inexorablemente tengamos que serlo. Hace falta la influencia de factores ambientales que activen estos genes para que se manifieste la enfermedad. A partir de aquí no hay marcha atrás.

Estudios realizados en gemelos idénticos han permitido valorar la importancia de la influencia genética en la aparición de sobrepeso y obesidad. Así, se estudiaron 70 parejas de gemelos idénticos que, por diversas razones, habían sido adoptados separadamente por familias distintas. Se observó que, lógicamente, los gemelos se parecían entre sí pero que, dependiendo de los estilos de vida de la familia adoptante, uno de los gemelos desarrollaba la obesidad y el otro no.

Se cree que la genética explica alrededor del 40% del riesgo de padecer obesidad de un individuo determinado.

El medio ambiente

La influencia ambiental es determinante a la hora de explicar por qué nos engordamos. Las familias compartimos genes pero también compartimos estilos de vida (maneras de comer, preferencias alimentarias, actividad física, etcétera). Los dos ejemplos que siguen ayudan a entender mejor la influencia del ambiente en la aparición de obesidad.

• Un psiquiatra estadounidense (Albert J. Stunkard) se dedicó a estudiar los perros de las familias de obesos. Pues bien, comprobó que el 80% de estos perros eran también obesos. En este caso no hay ningún tipo de influencia genética entre los perros y sus dueños, pero tengamos en cuenta que los perros suelen comer las sobras de lo que comen sus amos y hacen el mismo ejercicio que ellos.

• Los pima son una tribu de indios que habita la zona norte de México y que, a causa de sus costumbres endogámicas –sólo se casan con gente de su misma tribu– han mantenido una dotación genética muy estable a lo largo de los años.

Fruto de los tratados de frontera entre México y Estados Unidos, una parte de los pima se quedó en lo que ahora es Arizona y la otra parte en México. Los que permanecieron en México han seguido hasta hoy un estilo de vida tradicional, trabajando el campo sin apenas ayudas mecánicas y con una dieta rica en vegetales y escasa en grasas. Por el contrario, los pima de Arizona viven en reservas sin apenas trabajar físicamente y con una dieta estadounidense rica en grasas y en bebidas azucaradas y alcohólicas. Más del 80% de éstos últimos son obesos y padecen otras enfermedades relacionadas con la obesidad (diabetes de tipo 2, problemas de colesterol, riesgo cardiovascular, etcétera). En cambio, menos del 10% de los pima de México tienen obesidad.

Puntos clave

- La obesidad es una enfermedad crónica.
- Si engordamos es porque comemos más energía de la que gastamos.
- La obesidad es el resultado de la interacción de factores genéticos con factores ambientales.
- La genética nos proporciona la capacidad de ser obesos y los factores ambientales actúan determinando el momento de aparición de la enfermedad y su magnitud.

2. Factores emocionales y apetito

Un aspecto fundamental que hay que tener en cuenta a la hora de valorar y tratar la obesidad es el factor psicológico, sobre todo a la hora de conseguir que la persona obesa mantenga su permanencia en el programa de dieta y actividad física prescrito.

Todos nosotros comemos por muchas y diversas razones. Una de ellas es que existe una necesidad biológica de reponer la energía gastada. Pero, además de esta necesidad biológica de repostar, resulta que el comer tiene para las personas importantes connotaciones hedonísticas: la mayoría de personas normales obtenemos una sensación placentera al comer. Esto hace que en ocasiones lo que nos induce a comer no sea la necesidad biológica de repostar sino la necesidad psicológica de obtener placer.

Así, muchas personas comen cuando están sometidas a situaciones emocionales adversas, tales como tristeza, ansiedad, aburrimiento, enfado, estrés, depresión, etcétera. Es decir, que muchas veces comemos no porque tengamos realmente hambre biológica, sino porque intentamos compensar emociones que vivimos mal desde el punto de vista psicológico.

Muy frecuentemente, la persona obesa que come de manera compulsiva experimenta, después de la ingesta compulsiva, una sensación de culpa que lo que hace es crear aún más ansiedad y más necesidad compulsiva de comer cerrándose así el círculo vicioso del que es muy difícil salir sino se es consciente de esta base real de trastorno psicológico.

Trastornos compulsivos del comportamiento alimentario

Existe, a veces, una necesidad compulsiva de comer. La compulsión consiste en la pérdida del control sobre lo que estamos haciendo. Somos conscientes de que no deberíamos hacer una cosa pero no podemos evitar hacerla. Hay personas que compran compulsivamente cosas que en realidad no necesitan. Otros, los llamados cleptómanos, experimentan la necesidad irrefrenable de robar.

La expresión máxima de la necesidad compulsiva de comer es la llamada *bulimia nerviosa.*

Se trata de una enfermedad psiquiátrica grave que consiste en la necesidad compulsiva de comer en forma de grandes atracones seguidos de alguna conducta que intenta eliminar del organismo lo que se ha comido. Esto se conoce como conducta purgativa o "purga". La mayoría de las veces la purga consiste en provocarse el vómito o en el uso de laxantes y diuréticos en un intento de perder peso después del atracón.

Los atracones suelen ser selectivos (de un solo grupo de alimentos), y aunque lo más frecuente es que sean de alimentos dulces (pastas, pasteles, caramelos, etcétera) no siempre es así. El diagnóstico de bulimia se establece por la presencia de atracones con una frecuencia no inferior a dos episodios a la semana.

La mayoría de bulímicos utilizan el vómito autoprovocado como conducta purgativa después del atracón. Como consecuencia la mayoría no engordan e incluso pueden perder peso.

Trastorno por atracón

A medio camino entre el comportamiento alimentario totalmente normal y la bulimia nerviosa encontramos el llamado *trastorno por atracón.*

En este caso, los frecuentes atracones, selectivos o no, no van seguidos de una conducta purgativa aunque sí de un fuerte sentimiento de culpa. La consecuencia es que, en general, las personas con trastorno por atracón suelen aumentar de peso de una manera importante. Se estima que alrededor de un 35% de las personas con obesidad de grado III o superior padecen un trastorno por atracón.

En general las personas que sufren trastornos alimentarios de tipo compulsivo suelen ser conscientes de su trastorno y lo viven con un gran sentimiento de culpabilidad y vergüenza, lo que explica que casi nunca hablen espontáneamente de su enfermedad.

Esto puede ser un problema a la hora del diagnóstico y del tratamiento. Todo profesional experimentado sabe que hay que preguntar intencionadamente acerca de estos trastornos. De otro modo, es muy posible que el paciente no los comente de manera espontánea. El desconocimiento de estos aspectos conducirá a un fracaso seguro a del tratamiento.

Los pacientes obesos con trastornos de comportamiento alimentario de base deben recibir, antes que nada, tratamiento y soporte psicológico. Una vez han mejorado y controlado la compulsión es cuando podemos ya pensar en aplicar el programa de tratamiento convencional.

Puntos clave

- Determinadas situaciones emocionales que vivimos mal (tristeza, depresión, enfado, aburrimiento, etcétera) pueden llevarnos a comer de manera compulsiva.
- La compulsión es la pérdida del control sobre una determinada conducta (comer, beber, comprar, etcétera).
- La máxima expresión de comportamiento alimentario compulsivo es la bulimia nerviosa.
- El trastorno por atracón es muy frecuente en personas obesas.

3. Diagnóstico y valoración de la obesidad

¿Cómo puedo saber si soy obeso o, simplemente, tengo sobrepeso?

El saber si una persona es obesa o no es, en general, muy sencillo y muchas veces simplemente viéndola podremos decir si es o no es obesa. El aumento del volumen del cuerpo permite, en la mayoría de los casos, hacer el diagnóstico a simple vista. La cosa cambia en situaciones de sobrepeso o en la zona de transición entre el sobrepeso y la obesidad. Es entonces cuando vamos a necesitar utilizar métodos que nos permitan diferenciar claramente entre la normalidad, el sobrepeso, la obesidad y entre los distintos grados de obesidad.

En el capítulo anterior hemos definido la obesidad como el aumento de la cantidad de grasa que hay en el cuerpo.

Por lo tanto, para valorar con precisión el sobrepeso y la obesidad deberíamos poder medir la cantidad de grasa que hay en el cuerpo. Pero esto no es fácil. Veamos cómo podemos aproximarnos.

El índice de masa corporal (IMC)

Lo que se hace habitualmente es pesar a la persona y valorar el peso del cuerpo en relación a la altura. Conociendo estos dos parámetros podremos calcular el llamado índice de masa corporal (IMC), que consiste en dividir el peso del cuerpo (en kilos) por el cuadrado de la altura (en metros) según la siguiente fórmula:

$$IMC = \frac{P\ (kg)}{A\ (m)^2}$$

A modo de ejemplo, una persona que mida 1,74 m y su peso sea de 77 kg, su IMC será el resultado de dividir 77 por $1,74^2$ o sea $77/3,0276$. El resultado de esta división nos da 25,4. Por lo tanto el IMC de esta persona será de $25,4\ kg/m^2$.

Este índice es el que mejor correlación tiene con el porcentaje de grasa del cuerpo. Es decir, es el que mejor informa sobre la cantidad de grasa que hay en el cuerpo.

De acuerdo con la Organización Mundial de la Salud (OMS) y la Sociedad Española para el Estudio de la Obesidad (SEEDO), podemos clasificar el sobrepeso y la obesidad en diversos grados o categorías en función de su magnitud y establecer así criterios de gravedad y, por lo tanto, niveles de actuación a la hora del tratamiento. En la tabla 3.1 podemos ver la clasificación del sobrepeso y la obesidad de la SEEDO.

Categoría	IMC (kg/m^2)
Sobrepeso I	25-26,9
Sobrepeso II	27-29,9
Obesidad de grado I	30-34,9
Obesidad de grado II	35-39,9
Obesidad de grado III	40-49,9
Obesidad de grado IV	≥50

Tabla 3.1. *Clasificación del sobrepeso y la obesidad de la SEEDO*

Ventajas del IMC

La principal ventaja es la sencillez de su cálculo. Ello nos permite estudiar poblaciones enteras y conocer los porcentajes de sobrepeso y obesidad de las mismas así como hacer comparaciones entre poblaciones distintas. Es decir, el IMC es muy útil desde el punto de vista de la salud pública, ya que nos permite categorizar poblaciones enteras y adoptar decisiones desde el punto de vista de la prevención y del tratamiento.

A nivel individual su utilidad es más discutida aunque en general permite colocar al individuo en una categoría determinada y valorar así la gravedad de su enfermedad.

Limitaciones del IMC

El principal inconveniente de usar el IMC, sobre todo a nivel individual, es, precisamente su sencillez. Uno de los parámetros de cálculo del IMC es el peso y hay personas que aunque pesen más de la cuenta no son obesas. Me refiero concretamente a las personas que practican el culturismo. Estas personas tienen un exagerado desarrollo de la masa muscular y si los subimos encima de una báscula pesan más de lo que deberían de acuerdo con su altura. Ahora bien, este exceso de peso no es debido a un aumento de la cantidad de grasa de su cuerpo (en general, tienen muy poca grasa) sino a un aumento de la parte magra del cuerpo (la musculatura). La báscula sólo nos informa de los kilos que hay encima de ella pero no nos dice nada de la composición de estos kilos. Es decir, que en personas muy musculadas el IMC no es un índice fiable para saber si hay o no un exceso de grasa en el cuerpo.

Otra situación en la que el IMC nos puede inducir a error es el caso de las personas con edemas (acumulación de líquido en el espacio entre las células). La existencia de edemas es un fenómeno relativamente frecuente en diversas enfermedades, como insuficiencia cardíaca, enfermedades del hígado e insuficiencia venosa (mala circulación) en las extremidades inferiores (piernas). En estos casos, el exceso de peso puede que no sea por exceso de grasa sino por exceso de agua retenida en alguna parte de nuestro cuerpo.

Está claro pues que en estas situaciones el cálculo del IMC en lugar de orientarnos nos va a confundir.

Métodos para medir la grasa corporal

El único método directo para medir con precisión del 100% la cantidad de grasa del cuerpo no lo podemos poner en práctica porque es la autopsia.

Es por ello que deberemos recurrir a métodos indirectos que nos permitan medir con la mayor precisión posible el porcentaje de grasa del cuerpo.

Desde el punto de vista práctico existen dos métodos recomendables por su sencillez y precisión:

• Absorciometría dual de rayos X.

• Impedanciometría.

Absorciometría dual de rayos X

Aunque el nombre es muy complicado, la realización práctica del método es muy sencilla aunque requiere una maquinaria muy sofisticada y de coste elevado. Se trata de un densitómetro igual al que se usa para medir la densidad mineral ósea (método muy común usado para el diagnóstico de la osteoporosis). Mediante el uso del mismo aparato y con un *software* especial se puede conocer con gran precisión el porcentaje de grasa del cuerpo.

La sencillez de uso y su elevada precisión hacen que la densitometría sea el método de elección (método patrón o método de referencia) a la hora de conocer el contenido graso del cuerpo. Su inconveniente es el elevado precio de la máquina, por lo que sólo está disponible en algunos pocos centros de referencia y su uso se restringe a finalidades de investigación.

Impedanciometría

Se trata de un método que consiste en medir la resistencia que hace el cuerpo humano al paso de una corriente eléctrica. Es decir, se basa en analizar la capacidad del cuerpo para conducir la corriente eléctrica. Como sea que la conductividad de la grasa es prácticamente nula se asume que la electricidad es conducida sólo por la parte magra del cuerpo y, en concreto, por el agua del cuerpo. En realidad, lo que permite saber la medida de la impedancia (la inversa de la resistencia) es la masa magra del cuerpo. Si conocemos la masa total del cuerpo (que es el peso) podremos saber con una sencilla resta la masa o porcentaje graso del cuerpo.

Masa grasa = Masa total (peso) – Masa magra

Las ventajas de la impedanciometría son su facilidad de uso y su bajo coste. Al contrario de la absorciometría, la máquina que mide la impedancia es muy económica y de pequeño tamaño por lo que es fácilmente portable y ocupa muy poco espacio.

La cantidad total de grasa del cuerpo humano varía en función del sexo y de la edad. Así, se estima que en una mujer de 20-25 años el porcentaje máximo normal de grasa oscila alrededor del 25%, cifra que va aumentando a lo largo de la vida hasta llegar a un máximo normal del 33% a partir de la edad de la menopausia (50-55 años). Por encima de estos porcentajes hablamos ya de obesidad.

La obesidad es una enfermedad que se caracteriza por el aumento de la cantidad de grasa del cuerpo y, por tanto, es evidente que para diagnosticarla correctamente deberemos cuantificar dicha grasa corporal.

La importancia de la distribución corporal de la grasa

Hoy en día sabemos, porque numerosos estudios científicos así lo han demostrado, que no sólo importa la cantidad total de grasa del cuerpo sino, sobre todo, donde está situado el exceso de grasa. Desde el punto de vista clínico, es más importante conocer la distribución de la grasa que la cantidad total de grasa del cuerpo.

Existen básicamente dos tipos distintos de obesidad (véase figura 3.1) si atendemos a la distribución corporal de la grasa:

• Obesidad central, abdominal o visceral.

• Obesidad periférica, glúteo-femoral o subcutánea.

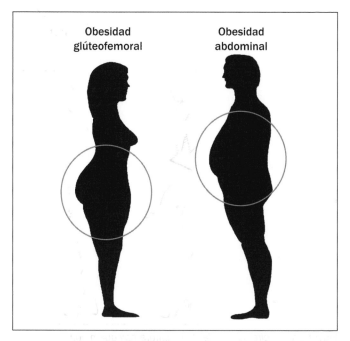

Obesidad glúteofemoral

Obesidad abdominal

Figura 3.1. *La obesidad abdominal es más frecuente en el hombre mientras que la obesidad glúteo-femoral es más frecuente en la mujer*

Obesidad abdominal

En este tipo de obesidad el exceso de grasa se acumula en la región del abdomen (barriga) y no debajo de la piel sino dentro del abdomen, entre las vísceras (intestinos, hígado, etcétera). Desde el punto de vista morfológico es muy fácil de detectar por el aspecto "barrigón" del cuerpo. Es más frecuente en hombres y en mujeres posmenopáusicas y se puede medir con la ayuda de una sencilla cinta métrica extensible.

La cinta métrica hay que colocarla a la altura de la cresta ilíaca (hueso de la cadera) siguiendo un plano horizontal al suelo (véase figura 3.2).

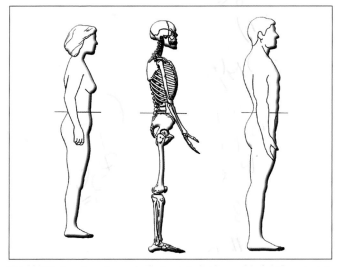

Figura 3.2. *La circunferencia de la cintura hay que medirla a nivel de la cresta ilíaca, que es el borde superior del hueso de la cadera (donde normalmente situamos las manos cuando ponemos los brazos "en jarras"), y siguiendo un plano horizontal con respecto al suelo*

El exceso de grasa visceral se corresponde con un aumento del riesgo de padecer enfermedades metabólicas (diabetes de tipo 2, exceso de ácido úrico, aumento del colesterol o de los triglicéridos) y cardiovasculares (hipertensión arterial, angina de pecho, infarto de miocardio o enfermedad vascular cerebral). Numerosos estudios clínicos demuestran esta peligrosa relación entre el exceso de grasa dentro del abdomen y las enfermedades cardiovasculares y metabólicas.

El exceso de grasa dentro del abdomen se corresponde muy bien con el perímetro de la cintura, de tal forma que en el caso de los hombres una cintura superior a 102 cm comporta ya riesgo. En el caso de las mujeres, el riesgo empieza a existir a partir de los 88 cm, de cintura.

Hoy en día consideramos que es más importante perder cintura que perder peso (obviamente no se puede perder cintura sin perder peso), ya que la pérdida de centímetros de cintura implica una reducción de la grasa visceral y, por lo tanto, una disminución del riesgo de padecer enfermedades metabólicas y cardiovasculares. Incluso en casos de obesidad con diabetes de tipo 2 de aparición reciente, el adelgazamiento de la barriga puede suponer la "curación" de la diabetes.

Cuando hablemos de las complicaciones de la obesidad, ahondaremos más en esta peligrosa relación entre obesidad abdominal y complicaciones.

Obesidad glúteo-femoral

En este tipo de obesidad, la grasa se acumula en exceso en la zona subcutánea (debajo de la piel) pero no dentro del abdomen.

Es también muy fácil de distinguir morfológicamente. Suele predominar en mujeres en las que el exceso de grasa se localiza de cintura para abajo, en los glúteos, los muslos y las piernas y, a menudo, ocasiona problemas a la hora de caminar por el roce de los muslos o rodillas entre sí.

Este tipo de distribución glúteo-femoral de la grasa no comporta, en general, aumento del riesgo de padecer enfermedades cardiovasculares ni metabólicas por lo que, a menudo, se considera más un problema estético que de salud. Se dice que este tipo de obesidad afea pero no hace daño. De todas formas esto no es del todo cierto, ya que el exceso de peso sobre las articulaciones de carga (caderas, rodillas, etcétera) puede ser responsable de problemas articulares prematuros en estas personas.

Expondremos con más detalle estas relaciones de la obesidad con la enfermedad articular en el capítulo de complicaciones de la obesidad.

Es decir, que a la hora de valorar la obesidad deberemos medir, siempre que sea posible, el porcentaje de grasa corporal mediante impedanciometría o, mejor aún, con una densitometría y no olvidarnos nunca de medir la altura, el peso, el perímetro de la cintura y calcular el IMC. El conocimiento de estos parámetros nos permitirá valorar la magnitud de la obesidad y la existencia o no de riesgo de padecer enfermedades cardiovasculares y/o metabólicas.

Puntos clave

- El índice de masa corporal (IMC) es el que mejor se corresponde con el porcentaje de grasa total del cuerpo.
- La impedanciometría consigue de forma sencilla medir con precisión la cantidad de grasa total del cuerpo.
- Es muy importante poder distinguir entre obesidad abdominal (o visceral) y obesidad glúteo-femoral (o subcutánea).
- Un perímetro de la cintura superior a 102 cm. en el hombre y a 88 cm. en la mujer indican un exceso de grasa visceral y mayor riesgo cardiovascular y metabólico.
- La obesidad abdominal, con aumento de la grasa dentro del abdomen, es la causante de muchas de las complicaciones de la obesidad.

4. Complicaciones de la obesidad

¿Es la obesidad sólo una cuestión de estética o puede tener consecuencias para la salud? La obesidad es mucho más que un problema meramente estético. La obesidad, en especial la obesidad abdominal, puede acarrear, y de hecho en muchos casos lo hace, complicaciones graves de la salud.

En el capítulo anterior ya hemos apuntado las relaciones que puede haber entre la obesidad y sus complicaciones. Veamos a continuación con mayor detalle estas complicaciones.

La obesidad es una enfermedad en sí misma, capaz de disminuir la expectativa de vida de quien la padece, tal como recientemente ha reconocido la Asociación Médica Americana (AMA). Pero, además, frecuentemente es origen o causa agravante de otras enfermedades.

En la tabla 4.1 se relacionan las principales complicaciones de la obesidad.

Órgano afectado	Ligada con	Enfermedad
Sistema cardiovascular	Obesidad abdominal	Hipertensión, angina de pecho, infarto de miocardio
Sistema cerebro-vascular	Obesidad abdominal	Accidente vascular cerebral (trombosis o hemorragia cerebral)
Sistema metabólico	Obesidad abdominal	Diabetes de tipo 2, aumento del colesterol y triglicéridos, aumento del ácido úrico
Sistema respiratorio	Obesidad abdominal	Asma bronquial, síndrome de apneas del sueño
Sistema esquelético	Obesidad abdominal Obesidad glúteo-femoral	Enfermedad articular degenerativa y otras artropatías de carga
Sistema digestivo	Obesidad abdominal Obesidad glúteo-femoral	Litiasis (piedras) biliar, hígado graso
Sistema reproductor	Obesidad abdominal Obesidad glúteo-femoral	Infertilidad masculina y femenina, disminución de la libido
Otros	Obesidad abdominal	Algunos tipos de cáncer: próstata, colon e hígado en el hombre y endometrio y ovario en la mujer

Tabla 4.1. *Principales complicaciones de la obesidad*

Como puede verse, la obesidad, en especial la obesidad abdominal, puede perjudicar a prácticamente todos los órganos y sistemas del cuerpo. Hay que destacar que hay complicaciones de la obesidad que están exclusivamente relacionadas con la distribución abdominal de la grasa, mientras que otras dependen solamente del exceso de peso sobre determinadas articulaciones conocidas como "articulaciones de carga": articulaciones de la columna vertebral, articulación coxofemoral (articulación de la cadera), rodillas y tobillos.

El tratamiento de la obesidad va a repercutir de manera favorable sobre todas las enfermedades acompañantes sean del tipo que sean. Es por esto, básicamente, que es importante tratar la obesidad: para mejorar la salud y la calidad de vida.

Complicaciones cardiovasculares

Son especialmente frecuentes en la obesidad abdominal y, por lo tanto, en hombres y en mujeres a partir de la menopausia. La menopausia es un período normal en la vida de toda mujer que consiste en una serie de cambios hormonales que conducen a una disminución de la secreción de estrógenos (hormonas "femeninas"). A partir de este momento, el perfil hormonal de la mujer se asemeja más al del hombre perdiéndose el papel protector de los estrógenos. Si la mujer engorda en la posmenopausia lo hace más en la región abdominal, lo cual incrementa su riesgo cardiovascular y metabólico, que se equipara a partir de entonces al del hombre.

Cardiopatía isquémica

Se conocen con este nombre las enfermedades del corazón producidas por la disminución del aporte de sangre a determinadas zonas del músculo cardíaco. La consecuencia es la disminución del aporte de oxígeno a estas zonas poco irrigadas. Esto es especialmente pronunciado a la hora de hacer algún esfuerzo físico, cuando el ritmo cardíaco aumenta para poder aportar más oxígeno a los músculos que trabajan. En el caso de la cardiopatía isquémica, el músculo cardíaco no podrá recibir todo el oxígeno que necesita. Esta falta de aporte de oxígeno al músculo cardíaco se manifiesta en forma de dolor (*angina*) en la región anterior del pecho.

Si la dificultad de irrigar el músculo cardíaco es importante, además de dolor se puede producir la muerte de algunas células cardíacas (*infarto de miocardio*) con el consiguiente trastorno de la capacidad de contracción de la zona del corazón afectada.

Hipertensión arterial (HTA)

Las relaciones entre obesidad abdominal y HTA son muy estrechas y frecuentes. Se estima que aproximadamente en un 60% de los hipertensos obesos su HTA es debida a la obesidad. Esto significa que el hecho de perder peso y perímetro de la cintura comportará una normalización de los valores de la tensión arterial (TA). El porqué de esta frecuente relación está, probablemente, relacionado con la alteración del funcionamiento del riñón debido al aumento de la presión dentro del abdomen causada por el exceso de grasa intraabdominal. Diversos estudios avalan esta hipótesis.

Enfermedad cerebrovascular

Estamos hablando de una patología que también se conoce con el nombre de *ictus* o *apoplejía*. Se trata de un trastorno similar al de la cardiopatía isquémica pero en una zona del cerebro, es decir, la disminución del aporte de oxígeno a una determinada zona del cerebro.

Al igual que en la cardiopatía isquémica, este trastorno puede también estar relacionado con el aumento del colesterol "malo" y con fenómenos de inflamación a nivel del endotelio vascular (la capa interna de las arterias).

Sabemos que en la obesidad hay un estado de inflamación crónica de baja intensidad que cuando ocurre en el endotelio vascular ocasiona una serie de cambios en el mismo que favorecen el acúmulo de colesterol y la formación de las llamadas "placas de ateroma". Estas placas de ateroma reducen la luz vascular, favorecen la formación de trombosis y pueden llegar a obstruir totalmente el flujo sanguíneo en determinadas zonas del cerebro. Es decir, se trata de un fenómeno igual al de la angina o infarto de miocardio pero localizado en alguna zona del cerebro.

Complicaciones metabólicas

Las complicaciones metabólicas de la obesidad están ligadas fundamentalmente a la obesidad abdominal. Parece como si la cavidad abdominal tuviera una capacidad limitada de almacenar grasa en su interior. Cuando se sobrepasa esta capacidad, la grasa empieza a invadir otros territorios.

Básicamente, los territorios "invadidos" son el hígado y el tejido muscular (los músculos). Pero es que resulta que tanto en el hígado (que es el laboratorio central de nuestro cuerpo) como en los músculos es donde tiene lugar, principalmente, el metabolismo de la glucosa. Tanto en el hígado como en los músculos existen importantes reservas de glucosa y la principal fuente de energía del músculo es la glucosa. Además, tanto el hígado como los músculos (incluyendo el corazón que, en definitiva, es un músculo) son también dos órganos muy sensibles a la insulina y es en estos órganos donde tienen lugar sus principales acciones.

No es de extrañar pues que la infiltración grasa del hígado y de los músculos altere el funcionamiento normal de estos órganos y sea el origen de importantes enfermedades metabólicas.

Diabetes

Existen dos principales tipos de diabetes que se manifiestan con un aumento de la concentración de glucosa (azúcar) en la sangre: la diabetes de tipo 1 y la diabetes de tipo 2.

Lo que ocurre en la diabetes tipo 1 es que, por razones que aquí no podemos detallar, el páncreas deja de fabricar insulina. El resultado es el aumento del azúcar en la sangre y la necesidad ineludible de administrar insulina durante el resto de la vida del paciente. Pero este tipo de diabetes, aunque es una enfermedad crónica que puede ser grave, no está relacionada con la obesidad.

La que aquí nos interesa, por su estrecha relación con la obesidad abdominal, es la diabetes de tipo 2. La infiltración grasa del hígado y de los músculos, a la que aludíamos en párrafos anteriores, produce una situación de resistencia a la insulina que es el hecho clave en la aparición de la diabetes de tipo 2.

Nuestro cuerpo está formado por millones de células que se hallan agrupadas por especialidades formando los tejidos. Así el llamado *tejido muscular* está formado por células en forma de huso (fusiformes) conocidas como *fibras musculares* y especializadas en contraerse (acortarse) y relajarse, permitiendo así los movimientos musculares. Las *neuronas* que constituyen el *tejido nervioso* son células especializadas en emitir, recibir y transmitir estímulos (impulsos nerviosos). El *tejido adiposo* está formado por células llamadas *adipocitos* que poseen la capacidad de almacenar grasa en su interior. Lo mismo podríamos decir del resto de los órganos y tejidos de nuestro organismo.

Pues bien, todas las células de nuestro cuerpo, sean del tejido que sean, son como pequeñas fábricas encargadas de producir diversos productos (proteínas, hormonas, calor, etcétera), efectuar sus funciones (contracción, por ejemplo), multiplicarse, crecer, renovarse, etcétera. Pero está claro que para poder funcionar con normalidad nuestras células, como cualquier fábrica del mundo, necesitan energía. Las células de nuestro cuerpo obtienen la energía de la combustión (quema) de diversos substratos (materiales) energéticos. El principal de ellos es la glucosa (el azúcar) aunque, cuando la disponibilidad de glucosa es escasa, pueden también utilizar grasa e incluso proteínas.

Pero, como es lógico suponer, para que la célula pueda quemar la glucosa es preciso que, primero, la glucosa entre en el interior de la misma. Sin embargo, la glucosa no puede entrar por sí misma dentro de las células. Es ahí donde es imprescindible la acción de la insulina. La conexión de la insulina con determinados puntos concretos y específicos de la membrana de la célula llamados "receptores" actúa como una especie de llave que abre otros puntos o puertas por donde puede entrar la insulina (véase figura 4.1).

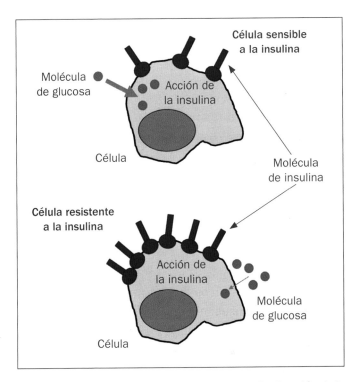

Figura 4.1. *En una célula normal, como la de arriba, la unión de la molécula de insulina (en color azul oscuro) con su receptor de membrana específico desencadena, en su interior, una cascada de reacciones químicas que prepararán a la célula para que la glucosa pueda penetrar en su interior.*

La célula de abajo es una célula resistente a la acción de la insulina. Como consecuencia, se necesitará mayor cantidad de insulina para permitir que la glucosa, con dificultad, entre dentro de la célula.

Por razones que todavía no se conocen con detalle, la infiltración grasa del hígado y del músculo ocasiona una situación de resistencia a la acción de la insulina. Es decir, que una cantidad de insulina normal es incapaz de abrir las puertas para que pueda entrar la glucosa dentro de la célula. Ante esta situación de resistencia a la insulina el cuerpo reacciona fabricando más insulina en un intento de vencer la resistencia. El resultado de este sobreesfuerzo del páncreas se ve recompensado, inicialmente, por el éxito consiguiendo hacer entrar la glucosa dentro de la célula.

A modo de ejemplo, para hacer más comprensible este fenómeno, es como si nos encontramos con una puerta atascada. Lo primero que hacemos es empujar más fuerte y, gracias a este sobreesfuerzo, conseguimos abrir la puerta. Pero si la puerta sigue atascada y tenemos que estar constantemente abriéndola, llegará un momento en que nos cansaremos de hacer este sobreesfuerzo continuado y se nos acabarán las fuerzas para siempre. Pues bien, esto es exactamente lo que le ocurre al páncreas. Al cabo de unos años de esforzarse tanto y de forma tan continuada para producir insulina, el páncreas se cansa y empieza a producir cada vez menos insulina. Es a partir de este momento cuando, si no se ha solucionado la causa de la resistencia a la insulina, empieza a aumentar el nivel de glucosa en la sangre y a aparecer la diabetes de tipo 2. Si el proceso persiste, llegará un momento en que el páncreas se agotará totalmente y dejará de producir insulina.

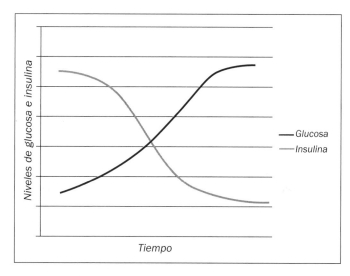

Figura 4.2. *Secuencia de aparición en el tiempo de la diabetes tipo 2. Durante los primeros años de la resistencia a la insulina, el aumento de secreción de la misma (línea gris) permite mantener unos niveles normales de glucosa en sangre (línea azul).*

Si el problema persiste, el páncreas se va agotando y disminuyendo la secreción de insulina con lo que la glucosa plasmática empieza a subir.

El cruce de la línea azul (glucosa) con la gris (insulina) marca el momento de inicio de la diabetes de tipo 2.

Es pues fundamental poder identificar esta situación de resistencia a la insulina antes de que aparezca la diabetes, ya que en estos años de prediabetes e incluso en los primeros años de diabetes en los que el páncreas aún no se ha agotado, el trastorno es reversible, siempre y cuando, claro está, se revierta la resistencia a la insulina.

En el caso que nos ocupa de obesidad abdominal, la mejor forma de solucionar la resistencia a la insulina es adelgazando, y especialmente adelgazando el abdomen. Es decir, disminuyendo la cantidad de grasa intraabdominal y, por lo tanto, el perímetro de la cintura. Es por esto que hoy en día damos más importancia a disminuir centímetros de cintura que a la pérdida de peso en sí misma. Es evidente que, siempre que perdemos centímetros de cintura (grasa abdominal) perdemos también peso. Aproximadamente, como veremos más adelante en el capítulo de tratamiento, por cada kg de peso perdido se pierde 1 cm de cintura.

Dislipemia

La palabra *dislipemia* se refiere a la alteración (dis) de los lípidos (grasas) de la sangre. Esta alteración puede consistir en un aumento de la cantidad de colesterol en la sangre, de los triglicéridos o de ambos a la vez. Si sólo está aumentado el colesterol hablaremos de hipercolesterolemia (el prefijo *hiper* significa alto o aumento). Cuando aumentan los triglicéridos hablamos de hipertrigliceridemia, y si están aumentados tanto el colesterol como los triglicéridos hablaremos de dislipemia mixta.

Hipercolesterolemia

Se trata, como ya hemos dicho, del aumento de las concentraciones de colesterol en la sangre. Pero aquí hay que distinguir entre las distintas fracciones del colesterol:

COMPLICACIONES DE LA OBESIDAD

- Colesterol HDL (High Density Lipoprotein o lipoproteí- nas de alta densidad).

- Colesterol LDL (Low Density Lipoprotein o lipoproteínas de baja densidad).

- Colesterol VLDL (Very Low Density Lipoprotein o lipo- proteínas de muy baja densidad).

Las moléculas de colesterol no circulan solas por la sangre sino que están transportadas (como si fueran en taxi) por proteínas (lipoproteínas). Resulta que la unión que tienen las proteínas de baja y muy baja den- sidad (LDL y VLDL) con el colesterol que transportan es muy débil y lo sueltan con gran facilidad. Este colesterol es el que se puede adherir a las paredes arteriales si está elevado, provocando con los años problemas de paso del flujo arterial (placas de ateroma, estenosis o trombosis).

Por el contrario, el enlace de las proteínas de alta densi- dad (HDL) con el colesterol transportado por ellas es muy fuerte y no es fácil que se pegue a la pared de las arterias. Es por esto que popularmente se habla del colesterol "malo" (fracciones LDL y VLDL del colesterol) y del colesterol "bueno" (fracción HDL del colesterol).

Hasta hace poco se pensaba que tener el colesterol HDL alto era beneficioso y útil para evitar tener problemas cardiovasculares. Sin embargo, recientemente se han publicado los resultados de dos grandes estudios que

Complicaciones de la obesidad

demuestran que, desde el punto de vista clínico, tener el colesterol HDL (el bueno) elevado es poco relevante. Es decir, que las personas con el colesterol HDL alto tenían los mismos eventos cardiovasculares que los que lo tenían normal o bajo. Estos estudios demostraron que lo verdaderamente relevante desde el punto de vista clínico es tener controlado el colesterol LDL (el malo) por debajo de 130 mg/dl en prevención primaria –para prevenir un evento cardiovascular en personas que todavía no han padecido ninguno– y por debajo de 100 mg/dl en prevención secundaria –para evitar un segundo o tercer evento cardiovascular en personas que ya han tenido, al menos, uno de ellos.

Hipertrigliceridemia

Consiste en el aumento de las concentraciones de triglicéridos en sangre. Los triglicéridos son unas moléculas que están formadas por tres (tri) moléculas de ácidos grasos unidos a una molécula de glicerina (glicéridos). Es la forma de depósito de la grasa en el tejido adiposo de nuestro cuerpo, debajo de la piel o en el interior de la cavidad abdominal. Las células adiposas liberan, cuando se necesitan, moléculas de triglicéridos que pasan al torrente circulatorio para poder llegar a las células de otros tejidos del organismo y ser utilizados como fuente de energía. Es en este proceso cuando los podemos encontrar en la sangre circulante.

Los problemas que pueden ocasionar los triglicéridos altos son los mismos que los del exceso de colesterol, especialmente cuando el nivel de colesterol HDL es bajo.

La dislipemia más frecuente como complicación de la obesidad es la dislipemia mixta o bien la combinación de colesterol HDL bajo con triglicéridos altos formando parte de lo que se conoce como "síndrome metabólico".

El síndrome metabólico

Es una complicación frecuente asociada a la obesidad abdominal. Consiste en la asociación, en una misma persona, de diversos trastornos metabólicos (colesterol HDL bajo, aumento de los triglicéridos, resistencia a la insulina o diabetes tipo 2) con hipertensión arterial. Aunque es frecuente observarlo en personas con obesidad abdominal, no hay aún unanimidad de criterios para su diagnóstico entre las distintas asociaciones médicas.

En la tabla 4.2 se exponen de forma comparativa los criterios para el diagnóstico del síndrome metabólico de acuerdo con la tercera reunión del grupo para el tratamiento de la hipercolesterolemia en adultos (ATP III) y los de la Federación Internacional de Diabetes (IDF: International Diabetes Federation).

Organización médica	ATP III	IDF
Elementos necesarios	Tres o más de los siguientes	Cintura elevada y dos de los siguientes
Circunferencia de la cintura (cm)	≥ 88 (mujeres) ≥ 102 (hombres)	Criterio indispensable ≥ 88 (mujeres) ≥ 102 (hombres)
Aumento de los triglicéridos (mg/dl)	≥ 150	≥ 150
Colesterol HDL bajo	< 50 (mujeres) o < 40 (hombres)	< 50 (mujeres) o < 40 (hombres)
Presión arterial (mm Hg)	≥ 130/85	≥ 130/85
Glucemia en ayunas (mg/dl)	≥ 110	≥ 100 o Diabetes

Tabla 4.2. *Criterios para el diagnóstico del síndrome metabólico*

Complicaciones respiratorias

Dos son las enfermedades respiratorias que a menudo se presentan asociadas a la obesidad:

• Asma bronquial.

• Síndrome de las apneas obstructivas del sueño.

Asma bronquial

Se trata de una enfermedad relativamente frecuente que consiste en la dificultad del paso del aire a través de los bronquios producida por una disminución del calibre de los mismos, ya sea por un edema (hinchazón) de la mucosa bronquial (la capa que forra internamente los bronquios) o por un espasmo de la propia musculatura bronquial. En ambos casos el resultado es el mismo: la reducción del diámetro interno del árbol bronquial y, por lo tanto, dificultad en el flujo del aire de entrada y salida. La consecuencia es la aparición de disnea (ahogo) como síntoma principal.

Las causas de la relación entre obesidad y asma bronquial no son bien conocidas, pero lo que es bien sabido es que la pérdida de peso comporta en todos los casos una evidente mejoría del asma bronquial disminuyendo tanto la frecuencia como la intensidad de las crisis de ahogo.

Síndrome de las apneas obstructivas del sueño

Se trata de un trastorno respiratorio no raro que puede ocurrir en cualquier persona pero que frecuentemente se asocia a la obesidad abdominal. Los síntomas con que se presenta son fácilmente reconocibles. Básicamente se trata de personas obesas (aunque también puede darse en personas de peso normal) que roncan mucho mientras duermen, produciéndose periódicamente apneas (paros respiratorios) de duración variable de hasta noventa a cien segundos.

Complicaciones
de la obesidad

La severidad del trastorno depende del número de apneas y de la duración de las mismas. Las causas no se conocen con exactitud, aunque se cree que la infiltración grasa de la musculatura de las vías respiratorias altas (parte posterior de la cavidad de la boca, faringe, velo del paladar y laringe) produce una alteración de la dinámica muscular que se traduce en un colapso de estas estructuras cuando se entra en una fase de sueño profundo (la llamada fase REM del sueño).

La obstrucción de la vía aérea superior impide el paso del aire hacia los alveolos pulmonares, lo que ocasiona una disminución de la concentración de oxígeno en la sangre. Cuando esta concentración es del 80% o menos, se activan unos sensores cerebrales que medio despiertan al individuo y lo transportan de una fase REM a una fase de sueño superficial.

El resultado, en casos graves, es que no se ha podido completar ninguna fase REM, con lo que no se ha dormido correctamente durante la noche y se tiene sueño durante el día (hipersomnia diurna). Son el tipo de personas que se duermen o dan cabezadas cuando no están estimuladas y, por ello, pueden ser un peligro para ellas y para los demás. De hecho, muchos accidentes de tráfico pueden explicarse porque el conductor sufre apneas del sueño y se ha quedado dormido mientras conducía, especialmente por autopista donde la conducción es más monótona.

El tratamiento pasa, ineludiblemente, por perder peso. Sin embargo, mientras no se alcanza una pérdida de peso suficiente para mejorar los síntomas (10-12 kg de peso suelen bastar), es necesario recurrir al tratamiento con ventilación forzada durante la noche. Es lo que se conoce con las siglas de CPAP (Continous Positive Airway Pressure) o presión positiva continua sobre las vías respiratorias. Se trata de un pequeño aparato que insufla aire a una presión adecuada a cada persona a través de una mascarilla que se adapta a la nariz. Con ello se consigue evitar el colapso de la vía respiratoria superior y, por lo tanto, las apneas y la caída de la saturación nocturna de oxígeno.

Complicaciones articulares

Nuestro cuerpo, y en concreto nuestro esqueleto, está lleno de articulaciones que no son más que zonas de conexión de distintos huesos entre sí. De las múltiples articulaciones que hay en nuestro cuerpo las hay que soportan peso (articulaciones de carga) y otras que no tienen que aguantar peso.

Entre las articulaciones de carga encontramos sobre todo las articulaciones intervertebrales que conectan entre sí las 33 vértebras de la columna vertebral, desde el atlas (la primera vértebra que sostiene y articula con la cabeza) hasta el coxis (grupo de cuatro vértebras unidas al final de la columna vertebral), la articulación de la cadera, las rodillas y los tobillos. Este conjunto de articulaciones de carga forma la "viga" que soporta el peso de nuestro cuerpo (véase figura 4.3).

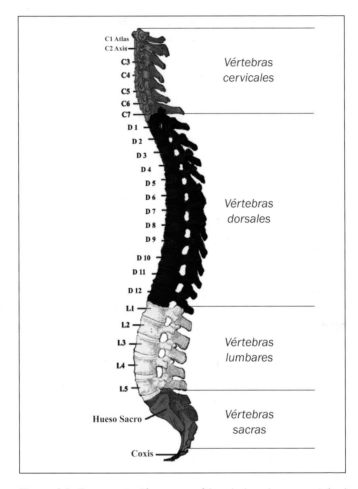

C1 Atlas
C2 Axis
C3
C4
C5
C6
C7

Vértebras cervicales

D 1
D 2
D 3
D 4
D 5
D 6
D 7
D 8
D 9
D 10
D 11
D 12

Vértebras dorsales

L1
L2
L3
L4
L5

Vértebras lumbares

Hueso Sacro

Vértebras sacras

Coxis

Figura 4.3. *Representación esquemática de la columna vertebral con los distintos tipos de vértebras: cervicales, dorsales, lumbares, sacras y finalmente el coxis.*

Obsérvese que, aparte de las articulaciones entre los cuerpos vertebrales que se realizan a través del disco intervertebral, las vértebras se articulan entre sí por la parte posterior a través de pequeñas articulaciones interapofisarias.

En cambio, existen otras articulaciones que no soportan ningún peso como, por ejemplo, las articulaciones de los dedos, las muñecas, los codos, etcétera.

Pues bien, es fácil entender que las articulaciones de carga son las que sufrirán las consecuencias del exceso de peso, por el efecto puramente mecánico de estar sometidas a una sobrecarga mayor de la que pueden soportar. Este sufrimiento por exceso de carga es especialmente frecuente en la articulación de la rodilla, donde se ha demostrado una relación de causa y efecto entre el exceso de peso y la severidad de la artrosis de la rodilla (gonartrosis).

Estas alteraciones articulares dependen exclusivamente del efecto mecánico de la sobrecarga de peso. Nada tienen que ver con el tipo de distribución de la grasa corporal.

Es importante aclarar que, en estos casos, la pérdida de peso no va a suponer ninguna mejoría ni retroceso de las alteraciones articulares aunque sí que puede influir, favorablemente, sobre el síntoma del dolor articular. Es decir, que la pérdida de peso no curará la artrosis pero puede aliviar el dolor de la artrosis (de rodilla, cadera o columna vertebral).

Complicaciones de la obesidad

Complicaciones digestivas

El aparato digestivo puede sufrir también las consecuencias de la obesidad. Estas complicaciones digestivas incumben, sobre todo, al hígado y a la vesícula biliar.

Litiasis biliar (piedras en la vesícula)

No se sabe a causa de qué se producen piedras en la vesícula biliar cuando hay obesidad, pero estadísticamente está claro que las personas obesas sufren de litiasis biliar mucho más frecuentemente que las personas de peso normal. Los síntomas de alerta suelen ser flatulencias, intolerancia a los alimentos grasos (huevos fritos, tocino, etcétera) y, en ocasiones, el temible cólico hepático (ataque de hígado) que se manifiesta con dolor abdominal intenso localizado en la zona superior derecha del abdomen, que irradia hacia atrás y hacia arriba, hacia la región de la paletilla derecha, y que se acompaña de náuseas, vómitos y sudoración.

Ante esta situación de "abdomen agudo" debemos acudir inmediatamente al servicio de urgencias más cercano donde, después de hacer el diagnóstico, nos aplicarán el tratamiento oportuno.

Esteatosis hepática (hígado graso)

Se trata de la infiltración grasa del hígado. En condiciones normales, nuestro hígado contiene las células hepáticas (los llamados hepatocitos). Cuando hay obesidad abdominal, con exceso de grasa en el interior de la cavidad abdominal (grasa visceral), esta grasa puede invadir otros territorios, entre ellos el hígado.

Es como si nuestra cavidad abdominal tuviera una capacidad limitada de almacenar grasa en su interior. Cuando se sobrepasa esta capacidad, la grasa en exceso comienza a ocupar otras zonas, entre ellas el hígado.

El hígado infiltrado por la grasa (lleno de grasa) tiene un color amarillento, muy distinto del color marrón rojizo característico del hígado normal. La grasa ocupa los espacios intercelulares (entre las células) y también el espacio intracelular (dentro del hepatocito). Como sea que el hígado es el laboratorio central de nuestro cuerpo (donde se produce una buena parte de los procesos metabólicos), se comprenderá fácilmente que la infiltración grasa altera esta actividad metabólica del hígado y, a partir de aquí, se produzcan alteraciones del colesterol, azúcar, ácido úrico, etcétera. Es decir, que la esteatosis hepática está muy relacionada con la aparición del síndrome metabólico antes descrito.

Otras complicaciones de la obesidad

Como hemos dicho antes, la obesidad puede afectar casi todos los órganos y sistemas de nuestro organismo. Aparte de las complicaciones ya mencionadas, la obesidad es capaz de repercutir desfavorablemente sobre

Complicaciones
de la obesidad

otras partes de nuestro cuerpo y aunque la mayoría de las veces desconocemos la naturaleza de esta relación, las evidencias epidemiológicas nos demuestran claramente que existen.

Alteraciones del sistema reproductor

Es un hecho conocido que la obesidad causa problemas de fertilidad y de disminución de la libido tanto en hombres como en mujeres. Las mujeres obesas tienen más dificultades para conseguir quedarse embarazadas y la pérdida de peso restituye, en muchos casos, la fertilidad perdida. Del mismo modo, en hombres obesos se ha observado disminución del número y de la movilidad de los espermatozoides.

La disminución del deseo sexual es también frecuente en personas obesas y no sólo por problemas psicológicos de disminución de la autoestima.

Hirsutismo

Se trata del aumento patológico del vello en el cuerpo de la mujer. Probablemente, el exceso de grasa facilita la transformación de estrógenos (hormonas femeninas) en andrógenos (hormonas masculinas). Esta alteración de la relación estrógenos/andrógenos en la mujer es, por lo menos en parte, la causante del hirsutismo.

Cáncer

Existe relación, demostrada clínicamente, entre obesidad y aumento de la incidencia de cáncer.

En mujeres posmenopáusicas el cáncer de endometrio (cáncer de matriz o de útero) es muchísimo más frecuente en las mujeres obesas que en las de peso normal. Lo mismo ocurre, aunque no de forma tan evidente, en el caso del cáncer de ovario.

En hombres, la obesidad está relacionada con una mayor frecuencia de cáncer digestivo (hígado y colon) y de próstata.

Complicaciones de la obesidad

Puntos clave

- La obesidad puede repercutir desfavorablemente sobre todo el organismo.
- La obesidad abdominal o visceral se relaciona, sobre todo, con complicaciones metabólicas y cardiovasculares.
- El asma bronquial y el síndrome de apneas del sueño son complicaciones frecuentes en la obesidad abdominal.
- Las complicaciones osteoarticulares de la obesidad son causadas por el exceso de peso sobre las articulaciones de carga.
- Algunos tipos de cáncer son más frecuentes en personas obesas.

5. Tratamiento de la obesidad: generalidades

En los capítulos anteriores hemos visto qué son la obesidad y el sobrepeso, cómo se diagnostican y qué consecuencias desfavorables puede tener el exceso de peso para nuestra salud y nuestra calidad de vida.

En los próximos capítulos analizaremos los distintos métodos de tratamiento y cómo aplicarlos correctamente en cada caso concreto que se nos plantee.

Pero antes que nada permítanme que conteste a una pregunta clave:

¿Vale la pena tratar la obesidad?

Persiste aún, en muchas zonas de nuestro país, la falsa creencia popular de que las personas orondas y rollizas son más sanas que las delgadas. ¿Quién, al ver un bebé de aspecto redondo y mofletudo, no ha exclamado alguna vez: ¡qué niño más majo!?

Es más, el sobrepeso y la obesidad se han asociado durante mucho tiempo a bienestar, salud y estatus social y económico elevados. Esta falsa impresión está más extendida entre los grupos de nivel socioeconómico más bajo. Este hecho dificulta la toma de conciencia sobre el problema y explica por qué muchas personas obesas no solicitan ayuda médica para mejorar su enfermedad.

Pero pocas cosas hay tan claras hoy en día en medicina como las peligrosas relaciones que hay entre la obesidad y muchas otras enfermedades.

Además, existen multitud de evidencias clínicas que demuestran que, la pérdida de peso es capaz de producir una clara mejoría de la salud y de la calidad de vida en las personas obesas. Ésta es la principal razón por la que vale realmente la pena tratar la obesidad.

Pero, además, muchas personas notarán que al perder peso mejora su agilidad física, se encuentran más agraciadas y atractivas y experimentan un incremento de su autoestima.

Sin lugar a dudas, vale la pena perder peso por todas estas razones y motivaciones.

¿Cómo puedo perder peso?

Si recuerda, en el primer capítulo hemos dicho que si aumentamos de peso es porque comemos más energía (recordemos que la energía la medimos en kilocalorías) de la que gastamos. Pues bien, para perder peso lo que hay que hacer es invertir esta aseveración. Es decir, hay que comer menos energía de la que gastamos y gastar más de la que comemos. Lo primero lo hacemos con la dieta y lo segundo lo podemos conseguir aumentando la actividad física.

Pero, además, no olvidemos que la obesidad es una enfermedad de origen multifactorial. Es decir, no tiene una sola causa sino que está producida por múltiples factores que al actuar conjuntamente son capaces de hacer aumentar de peso a una persona. Son factores genéticos, metabólicos, fisiológicos, psicológicos, estilos de vida, etcétera.

Es pues una idea pueril pretender tener éxito en el tratamiento de la obesidad actuando sólo desde un punto de vista. Atacando solamente desde un frente el fracaso de tratamiento será la norma.

Toda enfermedad de origen multifactorial hay que tratarla desde un punto de vista global. Desde todos los frentes y de forma simultánea. Utilizar todas las armas de que dispongamos y al mismo tiempo. Sólo así tendremos posibilidades de alcanzar el tan deseado éxito en el tratamiento de la obesidad: perder peso y mantener y evitar la recuperación posterior del peso perdido.

¿Por qué no es fácil tratar la obesidad?

El tratamiento "serio" de la obesidad se fundamenta en la aplicación y el seguimiento conjunto y continuado de la dieta, la actividad física y, en los casos necesarios, la ayuda de los medicamentos y/o la cirugía.

No hay que olvidar que la obesidad es una enfermedad crónica y, como todas las otras enfermedades crónicas, no se puede curar pero sí controlar. Ahora bien, el control de cualquier enfermedad crónica pasa siempre por actuar, también de forma crónica, en contra de la enfermedad.

Esto es muy evidente, por ejemplo, en el caso de la diabetes. No hay nadie que nazca siendo diabético, pero hay personas que a partir de un determinado momento de su vida empiezan a ser diabéticas y lo serán ya para el resto de su vida. Ahora bien, si un diabético sigue correctamente el tratamiento prescrito (que también incluye dieta, aumento de la actividad física y uso de medicamentos) puede conseguir que cuando se haga un análisis de sangre su nivel de azúcar en la sangre (glucemia) sea normal. Si esta persona pensara que por tener la glucemia normal está "curada" de su diabetes dejaría probablemente el tratamiento y cuando se hiciera un nuevo análisis de sangre su glucemia volvería a estar elevada porque la diabetes no estaba curada pero sí bien controlada.

Sin embargo, la mayoría de obesos, una vez han conseguido perder el peso deseado, piensan que se han "curado", vuelven a su estilo de vida anterior y, claro está, recuperan el peso perdido y, a menudo, algo más. Esto ocurre, en parte, por *la falta de percepción de la obesidad como una enfermedad*. La mayoría de los obesos no se consideran enfermos y, por lo tanto, no se toman su problema con el debido rigor y seriedad. Una buena parte de los obesos espera el milagro: conseguir perder peso de forma rápida y sin ningún esfuerzo personal. En la tabla 5.1 se exponen, de forma sintética, las diferencias entre lo que el paciente desea y lo que el médico experto en el tratamiento de la obesidad le puede ofrecer de forma razonable.

	Enfermo obeso	Médico experto
Velocidad de pérdida	Rápida	Progresiva
Pérdida de peso (% del peso inicial)	20% o más	5-10%
Duración del tratamiento	Pocas semanas	Toda la vida
Objetivos	Pérdida de peso Mejoría estética Buena forma física	Mantener el peso Mejoría de las complicaciones Buen estado metabólico

Tabla 5.1. *Diferencia entre expectativas del paciente y oferta del médico en el tratamiento de la obesidad*

Todos estos elementos explican la elevada tasa de fracasos en el tratamiento de la obesidad. La mayoría de estudios sobre este aspecto demuestran que menos del 20% de los pacientes obesos en tratamiento consiguen buenos resultados (pérdida y mantenimiento del peso) a largo plazo.

Objetivos del tratamiento de la obesidad

Tres son los objetivos que debemos intentar alcanzar en el tratamiento de la obesidad:

1. Pérdida moderada de peso.

2. Mantenimiento, a largo plazo, del peso perdido.

3. Mejoría de las complicaciones asociadas (si las hay).

Pérdida moderada de peso

A menudo, tanto los pacientes obesos como los profesionales que les atienden se plantean objetivos utópicos de pérdida de peso. Pretender alcanzar el peso ideal puede ser, en algunos casos, incluso contraproducente. La gente se empeña muchas veces en alcanzar el llamado "peso ideal" de acuerdo con los estándares de peso propuestos por revistas no especializadas o prensa del corazón que casi siempre están muy por debajo del peso médicamente razonable. No poder alcanzar este objetivo utópico de peso produce en el paciente obeso una sensación personal de fracaso que no hace más que propiciar el abandono del tratamiento y la recuperación, en poco tiempo, del peso perdido.

Sabemos, porque existen multitud de estudios médicos rigurosos que así lo demuestran, que una pérdida moderada de peso es un objetivo razonable.

Por pérdida moderada de peso se entiende perder entre un 5 y un 10% del peso inicial. Es decir, para una persona de 90-100 kg perder entre 5 y 10 kg. Éste es un objetivo razonable, relativamente fácil de alcanzar y de mantener y altamente rentable en términos de mejora de la salud. En la mayoría de los casos, excepción hecha de la obesidad de grado III o superior, perder de un 5 a un 10% del peso inicial consigue mejorar las complicaciones y disminuir así el nivel de riesgo cardiovascular y metabólico.

Mantenimiento a largo plazo del peso perdido

Hay que tener claro el concepto de que la obesidad es una enfermedad crónica. No tiene sentido perder peso ahora para recuperarlo pocos meses después y con creces. Desde el punto de vista de salud es mucho más rentable perder un 5% del peso inicial y mantenerlo a largo plazo (objetivo razonable y alcanzable) que no perder 20 kg de peso, por ejemplo, recuperarlos pocos meses después y entrar en una dinámica de ciclos de pérdida-recuperación de peso. El llamado efecto yo-yo de sube y baja del peso.

En la figura 5.1 se ilustran de forma gráfica tanto la evolución espontánea del peso en un obeso que no hace nada para perder peso, lo que idealmente pretende el obeso, lo que a menudo ocurre (efecto yo-yo) y lo que serían pérdidas razonables de peso del 5 y del 10%.

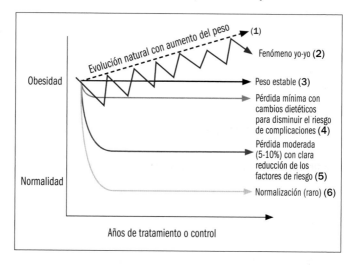

Figura 5.1. *La evolución natural de la obesidad, si no se hace nada en contra, consiste en el aumento progresivo de peso a razón, más o menos, de 2-3 kg al año (línea 1).*

La mayoría de obesos desearía seguir la línea (6). Es decir, perder peso hasta alcanzar el "ideal" y mantenerlo luego para siempre. Esto, en general, es un objetivo utópico.

Para algunos obesos sin complicaciones y que no están dispuestos a seguir un programa de pérdida de peso, puede ser un buen resultado evitar un ulterior aumento de peso y mantenerse donde están (línea 3).

El objetivo razonable, y médicamente muy rentable, es conseguir una pérdida moderada de peso entre el 5% (línea 4) y el 10% (línea 5) del peso inicial.

Lo que no sirve de nada y, además suele ser contraproducente para la salud, es la repetición de la secuencia pérdida-recuperación de peso o efecto yo-yo (línea (2)).

Es decir que después de una pérdida razonable de peso, pactada siempre con el médico, no hay que abandonar el tratamiento. Se entra entonces en una segunda fase en la que el objetivo es mantener el peso perdido. Aquí, la estrategia es un poco distinta y cobra más importancia la actividad física. En todos los estudios se demuestra lo mismo: el mejor modo de mantener el peso perdido a largo plazo es a través de un nivel apropiado de actividad física.

Incidiremos más adelante en este importante aspecto.

Mejoría de las complicaciones asociadas

Éste es el auténtico motivo por el que hay que tratar la obesidad: la mejoría de la salud a través de mejorar, y a veces incluso curar, las enfermedades que a menudo son complicaciones de la obesidad.

No tendría mucho sentido iniciar un programa, siempre difícil, de pérdida de peso para mejorar sólo los aspectos estéticos de la obesidad. En otras palabras, no merece la pena mejorar la figura y reducir dos tallas de falda o pantalón si continuamos siendo diabéticos, hipertensos y seguimos con exceso de colesterol y el mismo riesgo cardiovascular.

Lo que realmente es útil a la hora de adelgazar es el hecho de que perder peso conlleva, en la inmensa mayoría de los casos, una clara y significativa mejoría de las enfermedades asociadas a la obesidad (diabetes, hipertensión arterial, síndrome de apneas del sueño, etcétera). Esto es lo que realmente importa, sin despreciar, claro está, la mejora de los aspectos estéticos que favorecerá siempre el aumento de la autoestima.

¿De qué elementos disponemos para tratar la obesidad?

Básicamente, disponemos de cinco "armas" para luchar contra la obesidad:

1. Consejo nutricional (la dieta).

2. Aumento de la actividad física.

3. Ayuda psicológica.

4. Medicamentos.

5. Cirugía bariátrica.

En los próximos capítulos hablaremos con detalle de cada una de estas armas, pero hay que tener en cuenta que, excepción hecha de la cirugía bariátrica, hay que utilizarlas todas de forma conjunta y armonizada para obtener el éxito. No sirve de nada seguir sólo una dieta o hacer mucho ejercicio sin cuidar la alimentación, o tomar medicamentos sin hacer dieta ni ejercicio.

Puntos clave

- Las personas obesas que pierden peso voluntariamente mejoran su salud y su calidad y expectativa de vida.
- La pérdida voluntaria de peso puede representar, en algunos casos, la curación de complicaciones asociadas a la obesidad.
- El objetivo debe de ser la pérdida moderada de peso (de un 5 a un 10% del peso inicial).
- Tan importante como perder peso es mantener, a largo plazo, el peso perdido.
- El tratamiento de la obesidad implica la utilización conjunta de todos los instrumentos que estén a nuestro alcance (dieta + aumento de la actividad física + ayuda psicológica, si se cree necesaria + fármacos si no hay contraindicaciones).

6. El consejo nutricional o prescripción dietética

Más que una dieta estricta lo que hay que hacer es conseguir introducir progresivamente cambios en nuestro patrón de alimentación encaminados a una reducción permanente de la energía ingerida. En otras palabras, modificar progresivamente nuestra alimentación disminuyendo el aporte de calorías.

La dieta en el tratamiento de la obesidad ha de ser:

1. **Hipocalórica** (baja en calorías). Cualquier dieta para perder peso ha de crear un déficit de entre 500 y 1.000 kcal/día con respecto al gasto calórico estimado para cada persona. Es decir, si calculamos que una persona gasta unas 2.500 kcal al día la dieta hipocalórica que se le prescriba, deberá aportar de 1.500 a 2.000 kcal/día como máximo para que sea efectiva. La energía que gastamos en un día es la suma del llamado gasto

energético en reposo (GER), que es la energía que el cuerpo consume cuando estamos absolutamente quietos (aunque estemos durmiendo nuestro cuerpo sigue gastando energía porque el corazón, el cerebro, el hígado, etcétera, siguen funcionando), más la energía que gastamos para realizar nuestra actividad física habitual, más la que se consume para mantener la temperatura del cuerpo (termogénesis).

El GER depende del sexo, de la edad, de la altura y del peso y se puede calcular mediante la llamada ecuación de Harris y Benedict:

- Hombres = 66,47 + (13,75 × peso) + (5 × talla) − (6,75 × edad)

- Mujeres = 665,1 + (9,56 × peso) + (1,85 × talla) − (4,68 × edad)

El valor así obtenido hay que multiplicarlo por un factor de corrección en función del grado de actividad física que realizamos cada día:

	Ligera	Moderada	Intensa
Hombres	1,55	1,78	2,1
Mujeres	1,56	1,64	1,82

Veamos un ejemplo de un hombre de 52 años, de 1,72 m de altura y un peso de 80 kg que realiza una actividad física moderada (camina 4 km al día para ir y volver del trabajo y sube 40 peldaños de escalera dos veces al día). Su gasto energético diario será:

$$GER = 66,47 + (13,75 \times 80) + (5 \times 1,72) - (6,75 \times 52) = 1.675,47 \text{ kcal/día}$$

Aplicando el factor de corrección para la actividad física moderada tendremos el total de energía que esta persona gasta en 24 horas:

$$GER (1675,47) \times 1,78 = 2.982,88 \text{ kcal/día}$$

Por lo tanto, para calcular la energía de la dieta tendremos que restar de 500 a 1.000 kcal a este gasto energético total diario estimado. Es decir, la dieta hipocalórica para esta persona deberá aportar entre 2.000 y 2.500 kcal al día.

2. **Equilibrada**. La palabra equilibrio referida a la dieta significa que los distintos macronutrientes (proteínas, grasas e hidratos de carbono) deben formar parte de la dieta en unas proporciones adecuadas. Es decir, el contenido energético de la dieta no puede provenir exclusivamente de los hidratos de carbono o de las proteínas o de las grasas.

La proporción relativa de macro-nutrientes que se considera idónea es: 30% en forma de grasas (como máximo un 10% del total en forma de grasas saturadas), 15-20% de proteínas y el restante 50-55% en forma de hidratos de carbono (preferentemente de tipo complejo

El consejo
nutricional o
prescripción dietética

o de absorción lenta como las féculas, el pan, la pasta italiana, etcétera).

La cantidad de agua que se recomienda beber es de unos 2 litros al día, lo que equivale a la cantidad de líquido que, más o menos, se pierde cada día (con la orina, el sudor, el aliento al respirar, etcétera). No quiere esto decir que tengamos que beber 2 litros de agua al día, ya que ingerimos también líquidos que no son agua (leche, sopa, verduras y frutas) pero que contienen mucha agua.

3. **Fácil de seguir.** Deberemos procurar siempre no complicar la vida a la persona que tiene que seguir la dieta. Intentaremos en todos los casos que haya que pesar los alimentos lo mínimo posible En este sentido, es mejor hablar de medidas caseras (cucharadas, vasos, etcétera).

4. **Adaptada a las condiciones concretas de cada persona**. No es la persona la que tiene que adaptarse a la dieta sino al revés. En la medida de lo posible, la dieta tiene que hacerse "a medida". No es lo mismo una dieta para un adolescente que para un anciano, ni para un deportista que para una persona sedentaria.

Hay que adaptar la dieta a los horarios de trabajo y comidas de cada persona y, muy importante, hay que respetar los gustos gastronómicos de cada uno. Por ejemplo, si una persona dice que no le gusta la verdura (lo que no es raro), hay que procurar que no tenga que comer verdura cada día, ya que de lo contrario es muy posible que no sea capaz de seguir la dieta correctamente. Muchas personas tienen que comer cada día fuera de casa y la dieta tendrá que adaptarse también a esta circunstancia.

Puntos clave

- La dieta debe crear, como mínimo, un déficit de 500-1.000 kcal/día con respecto al gasto energético total diario estimado.
- La dieta debe adaptarse a las características individuales de cada paciente (sexo, edad, tipo de trabajo y horario laboral y preferencias gastronómicas individuales).
- Una dieta equilibrada debe aportar aproximadamente un 15-20% de la energía en forma de proteínas, un 30% e forma de grasas (como máximo un 10% del total en forma de grasas saturadas) y el restante 50-55% en forma de hidratos de carbono.

El consejo nutricional o prescripción dietética

7. Tratamiento de la obesidad: aumento de la actividad física

Una de las causas que explican el aumento de la prevalencia (cantidad de personas que están afectadas por una enfermedad en una población determinada y en un momento determinado) de obesidad es la menor actividad física que actualmente es necesaria para desarrollar nuestra actividad cotidiana con normalidad

Como hemos ya comentado al hablar de las causas de obesidad, la especie humana está diseñada, como cualquier otra especie animal, para sobrevivir en un ambiente hostil y en unas condiciones de vida que requieren un elevado gasto energético para llevar a cabo las necesidades básicas de cada día. Sin embargo, fruto de lo que llamamos la civilización y el progreso, nos hemos ido dotando de ayudas mecánicas que nos permiten hacer el mismo trabajo, o más, con menos esfuerzo. Es así como, hoy en día, apenas utilizamos las piernas para lo que están creadas: caminar y correr. Caminar para desplazarnos y correr para atrapar las presas o huir de nuestros depredadores.

Actualmente, en el siglo XXI, podemos vivir perfectamente sin levantarnos de la mesa de trabajo o del asiento del coche. Con un ordenador, un teléfono y un automóvil o motocicleta podemos hacer absolutamente de todo sin apenas gastar energía.

Profesiones tradicionalmente duras como la del campesino se han suavizado muchísimo gracias a tractores, segadoras, cultivadoras, ordeñadoras automáticas y un largo etcétera. Es decir, que por lo general el gasto energético de la población se ha reducido en más de un 50% en comparación con el que se requería hace tan sólo 70-80 años.

Es lógico pues que, a la hora de tratar la obesidad, el aumento de la actividad física cotidiana sea una pieza clave e indispensable para conseguir el éxito. Sin embargo, cuando a la mayoría de personas se les dice que tienen que aumentar su gasto energético diario, argumentan que trabajan mucho y que no tienen tiempo para ello.

Veamos cómo podemos compatibilizar nuestro trabajo diario con el aumento cotidiano del gasto de energía.

Diferencias entre actividad física, ejercicio físico y deporte

A menudo confundimos o usamos indistintamente estas tres expresiones, pero en realidad no son sinónimas.

- *Actividad física.* Es cualquier tipo de movimiento muscular no reglado y necesario para realizar nuestra actividad cotidiana: caminar, correr, subir escaleras, cuidar el jardín, etcétera.

- *Ejercicio físico.* Es la actividad física reglada: gimnasia, natación, senderismo, montar en bicicleta, etcétera.

- *Deporte.* Es el ejercicio físico con ánimo competitivo: tenis, golf, natación, ciclismo, atletismo, etcétera.

¿Debo ser físicamente activo cada día o con un día a la semana es suficiente?

El gasto energético tiene que ser regular, es decir, habitual y diario. No sirve de nada gastar mucha energía un solo día a la semana y ser sedentario los otros seis días. Esta actividad física muy intensa, pero solo un día a la semana, puede incluso ser contraproducente, ya que así nuestro cuerpo nunca conseguirá la forma física necesaria.

Lo recomendable es ser físicamente activo cada día, y realizar algún tipo de ejercicio físico o deporte dos o tres veces por semana.

Tratamiento de
la obesidad: aumento
de la actividad física

¿Qué actividad física o ejercicio hay que hacer?

Cualquiera es bueno siempre que se adapte a nuestras posibilidades de tiempo, edad y condición física. En general son recomendables los ejercicios o actividades de tipo aeróbico, tales como caminar, correr, ir en bicicleta, nadar, etcétera.

Está claro que la práctica del ejercicio físico o del deporte requiere casi siempre mucho tiempo. Para hacer una hora de gimnasia o natación deberemos primero llegar al gimnasio o piscina, cambiarnos de ropa, hacer la hora de ejercicio, ducharnos luego y finalmente volvernos a poner la ropa de calle. Es decir, que para ejercitarnos durante una hora, necesitamos al menos dos horas y, realmente, suele ser difícil poder disponer de dos horas cada día.

Como actividad física cotidiana es muy recomendable caminar. Lo que no es útil para ayudar a perder peso es pasear, pero caminar aproximadamente una hora al día a paso vivo sí lo es para perder algo de peso y, sobre todo, para mantener el peso perdido después de un programa de pérdida de peso.

En la figura 7.1 se puede ver con claridad cómo caminar una hora al día permite mantener el peso perdido. Se trata de un estudio realizado sobre un total de 200 mujeres obesas que deseaban perder peso. Se dividieron en dos grupos formados por 100 mujeres cada uno de ellos. A uno de ellos que llamaremos grupo A se les prescribió una dieta hipocalórica. Al otro –grupo B– se les prescribió también una dieta hipocalórica pero se les instruyó para que caminaran con paso vivo una hora cada día. Al final de los seis primeros meses del estudio se observó que las mujeres del grupo B habían perdido 1,2 kg más que las del grupo A. Esta diferencia es, sin duda, pequeña y no atribuible al hecho de caminar. Es decir que ambos grupos habían perdido prácticamente lo mismo.

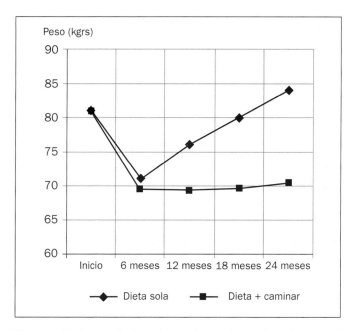

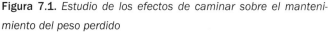

Figura 7.1. *Estudio de los efectos de caminar sobre el manteni-miento del peso perdido*

A partir de estos seis primeros meses a los miembros del grupo A se les instruyó para que siguieran una dieta de mantenimiento y a las componentes del grupo B, además de la dieta de mantenimiento, se les pidió que continuaran caminando una hora al día. Al cabo de un año y medio más (la duración total del estudio fue de dos años) las que seguían sólo la dieta de mantenimiento habían recuperado todo el peso perdido y 1,2 kg más mientras que las que caminaban sólo recuperaron 0,8 kg.

Este estudio es muy demostrativo de la utilidad de la actividad física a la hora de mantener el peso perdido. Es decir la actividad física –caminar en este caso– es relativamente poco útil para perder peso, pero es fundamental a la hora de mantener el peso perdido.

Los sedentarios tienen una gran tendencia a recuperar peso aunque vigilen su alimentación, mientras que los que son físicamente activos mantienen muy bien el peso a largo plazo aunque no sigan una dieta muy estricta.

Puntos clave

- Ser físicamente activos ayuda a perder peso y, sobre todo, facilita el mantenimiento del peso perdido.
- Es fundamental aumentar la actividad física de forma regular, es decir, un mínimo de 5 días a la semana.
- Caminar de 30 a 60 minutos diarios a paso rápido es muy útil para perder peso y, sobre todo, para mantenerlo después.
- Si además de aumentar la actividad física cotidiana podemos hacer ejercicio físico o practicar regularmente algún deporte mejor que mejor.

8. Tratamiento de la obesidad: la ayuda psicológica y los medicamentos

Ayuda psicológica

Ya hemos comentado previamente la importancia de los aspectos psicológicos a la hora de condicionar o explicar nuestra manera de comer. Es muy frecuente que nos entren ganas de "picar" algo cuando estamos ansiosos o simplemente nerviosos bajo situaciones estresantes que no controlamos.

Un 35% de las personas con obesidad de grado III y IV refiere un comportamiento alimentario compatible con el diagnóstico de trastorno por atracón. Es pues fundamental poder identificar estos trastornos del comportamiento alimentario antes de iniciar cualquier programa de pérdida de peso. De lo contrario, el fracaso del tratamiento está asegurado.

Tratamiento
de la obesidad:
la ayuda psicológica
y los medicamentos

La cosa se complica aún más porque las personas que padecen un trastorno alimentario de tipo compulsivo no suelen reconocerlo espontáneamente. En general, son conscientes de su trastorno y se avergüenzan de él, por lo que suelen ocultarlo. El médico y el psicoterapeuta tienen que interrogarles directamente sobre su posible existencia.

Es decir, que antes de empezar a tratar el sobrepeso o la obesidad hay que descartar la posible existencia de trastornos del comportamiento alimentario y, si existen, hay que tratarlos en primer lugar.

Una vez "normalizada" la manera de comer podremos entonces iniciar el programa de tratamiento de la obesidad con posibilidades de éxito.

Medicamentos: visión general

En el momento actual **no existe ningún medicamento** que haga perder peso sin que sea necesario seguir un programa reglado de orientación nutricional y aumento de la actividad física.

Es decir, el medicamento que permita conseguir el milagro de adelgazar sin esfuerzo todavía no se ha inventado. Como contrapartida, sí que existen algunos medicamentos que pueden ayudar a mejorar los resultados de la dieta.

Vaya por delante que cualquier medicamento que pueda usarse para ayudar a perder peso debe ser utilizado bajo estricta supervisión médica. Nunca debemos tomar medicamentos por nuestra cuenta o siguiendo el consejo de un amigo que, con toda su buena intención, no tiene la base de conocimientos médicos ni farmacológicos para saber qué medicamento nos puede ayudar.

Aclarado este importante punto, veamos qué medicamentos pueden representar una ayuda. No obstante, para entender bien cómo funciona el único medicamento específicamente diseñado para ayudar a perder peso –orlistat– debemos conocer primero cómo es el proceso normal de absorción de los alimentos.

El tubo digestivo y la absorción de los alimentos

Una de las partes del aparato digestivo es el tubo digestivo, llamado así porque, en realidad, es eso: un tubo.

La primera parte es la boca, en la que los alimentos sufren la primera trituración con los dientes y se mezclan con la saliva que hace un primer tratamiento químico de la comida.

Después, el bolo alimenticio es deglutido (tragado) y a través del esófago llega al estómago. Allí, gracias al jugo gástrico que es muy corrosivo (de hecho es ácido clorhídrico, es decir "salfumán") y a los movimientos de ama-

Tratamiento
de la obesidad:
la ayuda psicológica
y los medicamentos

samiento del estómago, el bolo alimenticio queda convertido en una papilla casi líquida. A continuación, se abre la válvula de salida del estómago (el píloro) y esta papilla empieza a circular por el intestino delgado y en concreto por el primer tramo del intestino delgado llamado duodeno.

Es en el duodeno donde la papilla alimentaria se mezcla con la bilis y con el jugo pancreático. El jugo pancreático contiene una serie de sustancias (fermentos o enzimas pancreáticos) cuya función es descomponer químicamente los alimentos para que puedan absorberse.

Una vez descompuestos los alimentos entran en la segunda y tercera parte del intestino delgado (yeyuno e íleon), que es donde se realiza la absorción de los alimentos propiamente dicha. Esta absorción tiene lugar a través de la membrana de las vellosidades intestinales que son como una especie de pelos muy finos que tapizan el intestino (a simple vista esta parte del intestino tiene aspecto de alfombra) y en cuyo interior hay un capilar venoso. Una vez atravesada la pared de la vellosidad, los alimentos pasan a la sangre y son conducidos a través de una gran vena (la vena porta) hasta el hígado para ser finalmente procesados y obtener energía o bien almacenarse.

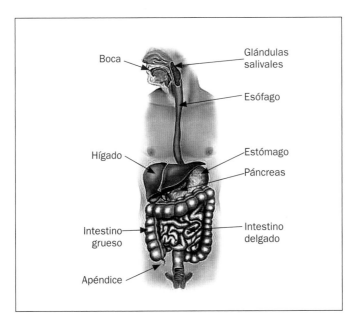

Figura 8.1. *Esquema anatómico del tubo digestivo*

Medicamentos diseñados para ayudar a perder peso: orlistat

El único medicamento específicamente diseñado para ayudar a perder peso es orlistat, comercializado bajo las marcas Xenical® y Alli® .

¿Cómo actúa el orlistat?

Orlistat es una sustancia que actúa en el intestino delgado bloqueando la absorción de un 30% de la grasa

Tratamiento
de la obesidad:
la ayuda psicológica
y los medicamentos

alimentaria. Es decir, impide que se absorba casi una tercera parte de la grasa que hemos ingerido en una comida.

Mecanismo de acción de orlistat

Uno de los fermentos pancreáticos es la llamada lipasa, cuya función es romper las moléculas de grasa de la papilla alimentaria (triglicéridos) en trozos más pequeños que son los que finalmente se van a poder absorber.

Pues bien, lo que hace orlistat es inhibir parcialmente la acción de la lipasa pancreática. Como consecuencia, una tercera parte de los triglicéridos contenidos en la papilla alimentaria no pueden fraccionarse en trozos más pequeños y no se pueden absorber (véase figura 8.2).

Es así cómo un 30% de la grasa que hemos comido no puede absorberse y, por lo tanto, se expulsará al exterior con el resto de las heces. Es decir, que nos ahorramos un 30% de las kilocalorías (kcal) que hemos comido en forma de grasa. Si tenemos en cuenta que cada gramo de grasa equivale a 9 kcal, comprenderemos que impedir la absorción de un 30% de la grasa alimentaria significa impedir la absorción de una cantidad muy importante de kilocalorías y, en definitiva, de energía, contribuyendo así a crear un balance energético negativo.

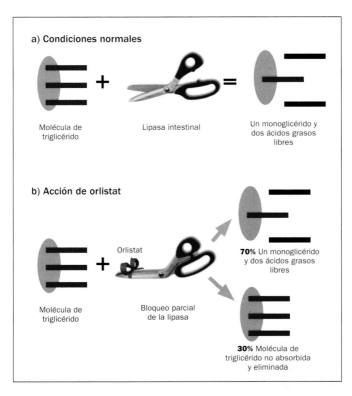

Figura 8.2. *En condiciones normales la lipasa intestinal (tijeras) corta y descompone las molécula de triglicéridos en tres componentes que, de esta forma, pueden ser absorbidos.*

Lo que hace orlistat es bloquear parte de la lipasa intestinal, con lo que el 30% de los triglicéridos no se pueden absorber y son eliminados junto con las heces.

¿Cómo hay que tomar orlistat?

Orlistat se presenta en forma de cápsulas que contienen 120 mg (*Xenical®*) o 60 mg (*Alli®*) del principio activo.

Como sea que la absorción de orlistat es prácticamente nula, su efecto se produce únicamente en el interior del tubo digestivo. Por ello, hay que tomar una cápsula inmediatamente antes, durante o inmediatamente después de cada una de las comidas (desayuno, almuerzo o comida y cena). Si no comemos no hay que tomarlo. Tampoco hay que tomar orlistat si se realiza una comida que no contenga grasas (por ejemplo, cuando se come sólo fruta).

Orlistat mejora la eficacia de la dieta, siempre y cuando se haga dieta. Orlistat no obra milagros y hay que tomarlo conjuntamente con el seguimiento de una dieta baja en calorías y grasas. Tomado así, de forma correcta, orlistat ha demostrado su eficacia en multitud de estudios clínicos controlados. En todos ellos se demuestra que, en comparación con las personas que siguen sólo una dieta hipocalórica, las personas obesas que siguen dicha dieta y además toman orlistat pierden el doble de peso. Por ejemplo, si siguiendo una dieta hipocalórica conseguimos perder 500 gramos a la semana, el hecho de tomar 120 mg de orlistat en cada comida (360 mg al día) puede representar una pérdida de alrededor de 1 kg cada semana.

Efectos secundarios de orlistat

Los efectos secundarios de orlistat derivan, precisamente, de su mecanismo de acción. Es sabido que la grasa, en general, tiene una acción lubrificante. Por lo tanto, en una comida muy rica en grasas, el 30% que no se absorberá será una cantidad superior a la normal y el efecto lubrificante de la grasa más molesto. En otras palabras, si tomamos orlistat con una comida muy rica en grasas lo más probable es que al cabo de unas 4 o 6 horas, se produzcan pérdidas o fugas inesperadas de aceite por el ano.

Por todo ello, hay que tener muy claro que orlistat puede ser una ayuda muy valiosa en personas obesas que siguen una dieta baja en calorías y baja en grasas. Orlistat mejora la eficacia de la dieta, pero si no hacemos dieta sólo sufriremos los efectos secundarios de orlistat (flatulencias, aumento del número de deposiciones, heces oleosas e incluso pérdidas involuntarias de aceite por el ano).

Otros medicamentos que pueden ser de utilidad para ayudar a tratar la obesidad

Fluoxetina

Se trata de una sustancia que se usa como antidepresivo desde hace ya más de 20 años. Pero, además de su acción antidepresiva, posee un claro efecto de mejora de las conductas compulsivas y de la modulación de la apetencia por los alimentos dulces.

Como sea que el comportamiento alimentario de tipo compulsivo es muy frecuente en las personas con sobrepeso y obesidad y que, además, muy a menudo esta

Tratamiento
de la obesidad:
la ayuda psicológica
y los medicamentos

compulsión se manifiesta con una clara preferencia por comer alimentos dulces, se comprenderá que la fluoxetina pueda ser útil en este tipo de pacientes.

Es decir, aunque la fluoxetina **no** es un medicamento específico para tratar la obesidad, puede constituir una ayuda válida en aquellas personas obesas que comen de manera compulsiva y en especial cuando la compulsión o el picoteo se dirigen hacia alimentos dulces (bollería, galletas, pasteles, etcétera). En estos casos, la fluoxetina puede ayudar a mejorar el cumplimiento de la dieta consiguiendo, de paso, mejorar el estado anímico del paciente obeso.

¿Cómo hay que tomar la fluoxetina? La fluoxetina se presenta en cápsulas conteniendo cada una de ellas 20 mg del producto bajo las marcas Prozac® , Adofen® y Reneuron® (y también como producto genérico) y se administra a la dosis de 1 o 2 cápsulas al día.

La hora en que hay que tomar las cápsulas dependerá de la hora del día en que más fuerte sea la compulsión. Normalmente, recomendamos empezar con una cápsula al día tomada por la mañana y en función de la tolerancia y de la eficacia, mantener esta dosis o aumentar a dos cápsulas al día. En personas en las que la compulsión alimentaria se presenta a partir de media tarde (muy frecuente) puede ser más eficaz administrar la fluoxetina antes de comer, sobre las dos o las tres de la tarde. Con ello conseguimos una máxima concentración en sangre (y por lo tanto máxima eficacia) a partir de las cinco de la tarde.

Topiramato

Se trata de una molécula que se utiliza como anticonvulsivante para el tratamiento de la epilepsia que ha demostrado también un marcado efecto sobre la reducción del apetito y del peso.

Ya en los primeros ensayos clínicos que se hicieron con topiramato previos a su comercialización y después, cuando se empezó a utilizar en el tratamiento de la epilepsia, se observó en un importante porcentaje de casos una clara disminución del apetito –que en algunos pacientes se manifestaba por una clara aversión a la comida– y por lo tanto del peso corporal.

Este hecho, insisto, frecuente, motivó la puesta en marcha de estudios clínicos en obesos –no en epilépticos– con el fin de estudiar y definir la posible utilidad de topiramato en el tratamiento de la obesidad. Los diversos estudios realizados demostraron la eficacia de topiramato en el tratamiento de la obesidad. Sin embargo, debido a sus posibles efectos secundarios sobre el sistema nervioso y a razones poco claras, más de índole económica que de otra cosa, la Agencia Europea del Medicamento (EMA) no consideró oportuno autorizar el uso de topiramato en el tratamiento de la obesidad.

Recientemente, (junio de 2013), se ha autorizado en los Estados Unidos de América, la comercialización y uso para el tratamiento de la obesidad de un medicamento

Tratamiento
de la obesidad:
la ayuda psicológica
y los medicamentos

que contiene topiramato asociado con fentermina. De todas maneras el hecho de que en Europa el uso de fentermina este expresamente prohibido, hace muy improbable que podamos disponer de este medicamento en nuestro país.

No se conoce con precisión cuál es el mecanismo de acción del topiramato pero se sabe que actúa en el sistema nervioso disminuyendo la sensación de hambre y facilitando la pérdida de peso. Este efecto sobre el apetito y el peso se observa en el 70-75% de personas tratadas y, en algunos casos, es muy marcado. Sus efectos adversos más notorios consisten en somnolencia, pérdida de memoria, dificultad de concentración y parestesias (hormigueos o sensación de acorchamiento) en manos, pies y alrededor de la boca.

En España se comercializa bajo la marca Topamax® en forma de comprimidos que contienen 25, 50, 100 o 200 mg de topiramato cada uno.

La dosis más efectiva que se utilizó en los estudios mencionados fue de 192 mg al día repartidos en dos tomas (una cada 12 horas). De todas maneras, si el médico considera que en un paciente concreto el topiramato puede ser útil, recomendamos empezar por dosis de 25-50 mg al día e ir aumentándola progresivamente en función de la tolerancia y de la eficacia.

Liraglutida

Es un medicamento que se usa en el tratamiento de la diabetes. En personas obesas con diabetes de tipo 2 la liraglutida ha demostrado ser muy eficaz tanto para mejorar el control de la diabetes como para ayudar a perder peso. Además, en la mayoría de obesos con diabetes el tratamiento con liraglutida se acompaña de una franca disminución del apetito que facilita, aún más, la pérdida de peso.

Existen estudios que demuestran la eficacia de la liraglutida para facilitar la pérdida de peso en personas obesas no diabéticas. Pese a ello, en Europa no se ha autorizado, por ahora, el uso de liraglutida para los casos de obesidad sin diabetes.

Medicamentos que NO hay que usar para tratar la obesidad

A menudo se utilizan, recetados o no por un profesional de la salud, medicamentos para facilitar la pérdida de peso que, o bien no sirven para nada o, incluso pueden ser contraproducentes o perjudiciales.

Veamos los más comunes:

Diuréticos

Son medicamentos que aumentan el volumen de orina excretada. Es decir, que aumentan la eliminación de agua a través de las vías urinarias.

Tratamiento
de la obesidad:
la ayuda psicológica
y los medicamentos

Como es lógico suponer si se pierde un litro de agua se va a perder un kg de peso pero sólo a base de agua y no de grasa. Recuerde que la obesidad consiste en un aumento del contenido de grasa del cuerpo.

Lo que hay que hacer es perder este exceso de grasa y no agua. El exceso de grasa no se elimina nunca por la orina. La única forma de eliminar el exceso de grasa es utilizándola como substrato energético. Es decir: quemándola.

Además, la mayoría de los diuréticos producen también pérdidas de potasio. Por lo tanto, si tomamos diuréticos de forma no controlada podemos ocasionar un déficit de potasio con los consiguientes efectos perjudiciales para nuestro organismo.

Sólo hay que tomar diuréticos en casos de insuficiencia cardíaca o hepática, hipertensión arterial, etcétera. Y siempre bajo un riguroso control por parte del médico que los ha indicado.

Hormonas tiroideas

El hecho de que las personas que padecen hipertiroidismo pierdan peso hizo pensar que la administración de hormonas tiroideas a una persona obesa favorecería la pérdida de peso. Pero, en la práctica, esto no sucede. Habría que utilizar dosis tóxicas de hormona tiroidea y esto tendría consecuencias fatales sobre la frecuencia cardíaca, la tensión arterial, etcétera.

En ningún caso está justificado provocar una enfermedad (hipertiroidismo) para curar otra enfermedad (obesidad) sabiendo que no se puede curar, porque es crónica.

Píldoras milagrosas y fórmulas magistrales

Nunca deberemos tomar medicamentos en los que no consten, con claridad, sus componentes, la fórmula cuantitativa (es decir, las cantidades de cada uno de sus componentes) y los posibles efectos adversos. Bajo el adjetivo de "natural" se esconden muchas veces mezclas explosivas de diuréticos, derivados de la anfetamina, ansiolíticos, etcétera que pueden ser altamente peligrosos para nuestra salud.

El hecho de que una sustancia sea natural no quiere decir que sea inofensiva. La ingestión, aunque sea de una pequeña cantidad, de una seta llamada *amanita phalloides* (seta, por otra parte, relativamente abundante en nuestros bosques) puede ocasionar la muerte en el espacio de 24-48 horas. ¡Y es absolutamente natural!

Hay que desconfiar siempre de los productos supuestamente milagrosos, en especial si se distribuyen a través de circuitos comerciales alternativos (internet, reuniones de grupo, etcétera) que nada tienen que ver con las oficinas de farmacia u otros centros de salud reconocidos por organismos oficiales (colegios de médicos y farmacéuticos, autoridades sanitarias).

Puntos clave

- La ayuda psicológica es muy útil en la mayoría de los casos de sobrepeso y obesidad.
- Un 35% de las personas con obesidad de grado III o superior sufren un trastorno por atracón.
- Los medicamentos para tratar la obesidad deben usarse siempre conjuntamente con la dieta y el aumento de la actividad física.
- Orlistat actúa inhibiendo la absorción intestinal de un 30% de la grasa alimentaria ingerida.
- En algunos casos concretos, y siempre bajo indicación médica, la fluoxetina y el topiramato pueden ser útiles en los programas de pérdida de peso.
- Nunca hay que utilizar, con la finalidad única de perder peso, diuréticos, laxantes y fórmulas magistrales.
- Cualquier medicamento para tratar la obesidad debe ser prescrito por el médico y dispensado en la oficina de farmacia.
- Bajo ningún concepto hay que adquirir medicamentos a través de internet o de circuitos comerciales atípicos.

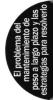

9. El problema del mantenimiento de peso a largo plazo y las estrategias para resolverlo

Hay que tener muy claro lo que ya se ha comentado en anteriores capítulos de este libro: la obesidad es una enfermedad crónica.

Por lo tanto, los resultados del tratamiento hay que valorarlos a largo plazo. De nada nos va a servir hacer un esfuerzo más o menos importante para conseguir perder 5, 10 o 15 kg si una vez alcanzado el objetivo bajamos la guardia y retornamos a nuestros hábitos y estilo de vida anteriores al tratamiento.

El resultado de esta actitud está claro: la recuperación del peso perdido, y algo más, al cabo de unas semanas o pocos meses.

Es decir, que el esfuerzo que hayamos podido hacer para perder peso no va a servir absolutamente de nada si no va seguido de otro esfuerzo para mantener el peso perdido. Esta es, probablemente, la piedra de toque del tratamiento de la obesidad.

Aproximadamente, el 80-85% de personas con sobrepeso u obesidad que consiguen perder peso lo han recuperado todo o más al cabo de 6-12 meses. Este elevado índice de fracasos se debe, en gran parte, a la falta de comprensión de lo que es la obesidad. Y no sólo por parte del paciente obeso, sino también por parte del médico y de la sociedad en general.

El paciente subestima a menudo su problema de obesidad y lo valora únicamente desde el punto de vista estético. Es decir, no la percibe como una enfermedad. Al mismo tiempo, en cuanto empieza el tratamiento se plantea objetivos de peso, por lo general, demasiado ambiciosos y tiene, además, poca confianza en conseguirlos.

Al médico, en general, suele ocurrirle algo parecido. Muchos médicos tienen aún poca conciencia de que la obesidad es una enfermedad y de que hay que tratarla, como cualquier otra enfermedad, con la mayor seriedad y rigor posibles. Además, el médico que trata la obesidad suele tener experiencias previas de fracasos, por lo que su motivación a la hora de enfrentarse a esta enfermedad suele ser pobre. Afortunadamente, poco a poco esta actitud médica frente a la obesidad está cambiando.

EL PROBLEMA DEL MANTENIMIENTO DE PESO A LARGO PLAZO
Y LAS ESTRATEGIAS PARA RESOLVERLO

El problema del
mantenimiento de
peso a largo plazo y las
estrategias para resolverlo

Finalmente, la sociedad, en general, tampoco percibe la obesidad como una enfermedad y suele atribuirla a la dejadez y falta de voluntad del paciente que la sufre. Además, habitualmente se estigmatiza a la persona obesa y se le cierra a menudo el paso, lo que le obstaculiza la consecución de determinados logros sociales. Así pues, el nivel de estudios alcanzados por personas obesas suele ser inferior al de personas de peso normal. Los obesos suelen tener más dificultades para encontrar pareja y también trabajo, y los empleos que encuentran suelen estar peor remunerados.

Es decir, que entre todos (paciente obeso, médico y sociedad en general) se alimenta un círculo vicioso que conduce al fracaso del tratamiento a largo plazo.

En teoría, la estrategia para mantener el peso perdido es muy sencilla: se trata de conseguir cambios permanentes en el estilo de vida, no sólo en lo que se refiere a la dieta sino también, y muy especialmente, en el grado de actividad física habitual.

En mi opinión, que viene avalada por el resultado de muchos estudios clínicos, el grado de actividad física es más importante que la dieta para mantener el peso perdido.

Las personas que consiguen ser físicamente activas cada día –caminar, subir escaleras, etcétera– mantienen muy bien el peso perdido aunque no sigan una dieta muy estricta.

Comer en casa, siempre que sea posible, y caminar al menos una hora al día son, sin duda, las mejores estrategias para lograr mantener un peso razonable a lo largo de la vida.

Puntos clave

- De nada sirve perder mucho peso si, a los pocos meses, lo volvemos a recuperar.
- Plantearse objetivos razonables de pérdida de peso facilitará el mantenimiento a largo plazo.
- Las personas físicamente activas son, en general, capaces de mantener el peso perdido sin necesidad de hacer una dieta muy estricta. Por el contrario, los sedentarios tienen una gran tendencia a recuperar el peso perdido aunque sigan una dieta de mantenimiento.
- Un nivel apropiado de actividad física es uno de los mejores medios de mantenimiento de peso a largo plazo.

10. Tratamiento de la obesidad: cirugía bariátrica

Concepto de cirugía bariátrica

La palabra "bariátrica" proviene de las palabras griegas **"baros"** que significa presión o peso y de **"iatrikos"** que es un término que hace referencia al tratamiento médico.

Se trata de una serie de procedimientos de cirugía que tienen como finalidad conseguir que una persona pierda peso.

¿Está indicada la cirugía bariátrica en todos los obesos?

No. En absoluto.

La cirugía bariátrica, conocida también popularmente como "reducción de estómago", se basa en procedimientos de cirugía y, por lo tanto, no exentos de riesgo. Por esto, hay que seleccionar muy cuidadosamente las personas candidatas con el fin de conseguir los mejores resultados con el mínimo riesgo para el paciente

Indicaciones de la cirugía bariátrica

De acuerdo con la IFSSO (Federación Internacional de Sociedades de Cirugía de la Obesidad), la cirugía bariátrica está indicada cuando:

1. El paciente tiene una obesidad de magnitud muy importante que se conoce con el nombre de obesidad mórbida. Esto es, cuando su índice de masa corporal (IMC) es igual o superior a 40 kg/m^2 . (Véase tabla 3.1).

2. El IMC está entre 35 y 40 kg/m^2 (es decir que no llega a 40) pero hay presencia de complicaciones de la obesidad susceptibles de mejorar si mejora la obesidad. Son pacientes que sin llegar a tener una obesidad mórbida tienen una obesidad muy importante (obesidad de grado II) y, además, son, por ejemplo, diabéticos (con una diabetes de tipo 2), tienen hipertensión arterial, padecen enfermedades cardiovasculares (angina de pecho, infarto de miocardio, etcétera) o tienen un síndrome de apneas del sueño, etcétera. En todos estos casos, aunque el IMC esté por debajo de los 40 kg/m^2 la pérdida de peso provocada por la cirugía bariátrica

comporta la mejoría de las enfermedades asociadas a la obesidad y, en muchos casos, se consigue incluso "curar" estas complicaciones.

3. No existe ninguna contraindicación para la cirugía bariátrica.

Contraindicaciones de la cirugía bariátrica

Aunque tengan una obesidad mórbida, las personas obesas no podrán ser operadas de cirugía bariátrica cuando:

1. No lleguen a los 18 años de edad o sean mayores de 65 años. Aunque se pueden hacer excepciones a esta norma, esto es lo que, por lo general, se recomienda.

2. Exista una disminución severa de la capacidad intelectual que dificulte la comprensión de la cirugía y de lo que hay que hacer después de la cirugía.

3. Haya un embarazo actual o en proyecto a corto plazo y hasta un año después del parto.

4. Exista presencia de trastornos del comportamiento alimentario de tipo compulsivo (trastorno por atracón y bulimia nerviosa) en fase no controlada.

5. Se padezcan enfermedades del tubo digestivo en fase activa (úlcera duodenal, enfermedad inflamatoria intestinal, etcétera).

Tipos de cirugía bariátrica

Hay muchos tipos distintos de cirugía bariátrica, pero atendiendo a su mecanismo de acción (cómo funcionan) encontramos tres grandes grupos de intervenciones o técnicas quirúrgicas:

- Técnicas restrictivas.

- Técnicas mal absortivas.

- Técnicas mixtas.

Técnicas restrictivas

Estas intervenciones disminuyen la capacidad del estómago y, por lo tanto, reducen la cantidad total de alimentos que se puede ingerir en una comida. Las más usadas hoy en día son dos:

- **Banda gástrica ajustable**. Consiste en colocar una especie de "cinturón" hinchable alrededor de la parte superior del estómago que una vez hinchado, dividirá el estómago en dos cavidades. Una superior y pequeña y, debajo, el resto del estómago. Este cinturón está conectado a través de un pequeño tubito (catéter) a un reservorio que se coloca bajo la piel del abdomen y que permite, mediante una inyección a través de la piel, hinchar o deshinchar el cinturón. De esta forma se consigue disminuir o aumentar el paso del bolo alimentario de la cavidad superior del estómago a la inferior (véase figura 10.1).

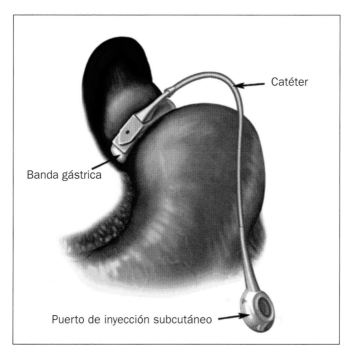

Catéter

Banda gástrica

Puerto de inyección subcutáneo

Figura 10.1. *Banda gástrica ajustable. Pinchando a través de la piel el puerto de inyección subcutáneo se puede inflar o desinflar a voluntad la banda gástrica y, así, ajustar el paso de salida del reservorio gástrico superior hacia el inferior*

- **Gastrectomía tubular o en manga** (en forma de tubo o manga). Consiste en eliminar el 80 % de la bolsa del estómago haciendo un corte vertical y paralelo a la curvatura menor del estómago dejando una parte del llamado "fundus" gástrico (véase figura 10.2).

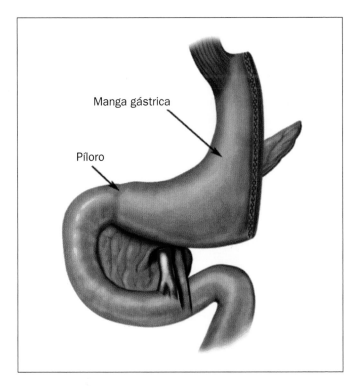

Figura 10.2. *Gastrectomía en manga*

Técnicas mal absortivas

Lo que hacen estas técnicas es disminuir la capacidad de absorción del intestino delgado creando un cortocircuito intestinal. De esta manera, la comida pasa directamente del estómago a la parte final del intestino delgado conocida como íleon. Así, el trozo de intestino delgado que puede absorber la comida queda reducido a un metro de longitud aproximadamente.

La técnica mal absortiva que se usa más a menudo es la llamada **derivación biliopancreática de Scopinaro** (en honor del cirujano italiano inventor de la técnica). En la figura 10.3 podemos ver una representación esquemática de la misma.

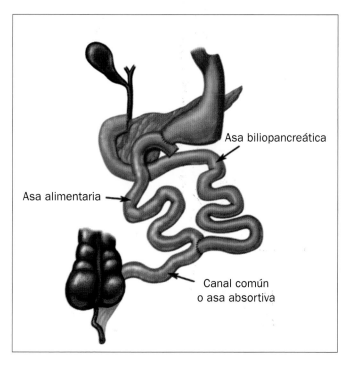

Figura 10.3. *Derivación biliopancreática de Scopinaro*

Técnicas mixtas

Estas técnicas son combinaciones de las dos anteriores. Es decir, reducen la capacidad gástrica y, a la vez, disminuyen la capacidad de absorción del intestino delgado. En estos casos, la longitud del asa de intestino delgado donde se puede absorber la comida (asa absortiva) suele ser superior a la que se deja en las técnicas mal absortivas puras.

La técnica mixta más utilizada y, por lo tanto, con la que se tiene mayor experiencia en todo el mundo es el *"by-pass"* gástrico (véase figura 10.4).

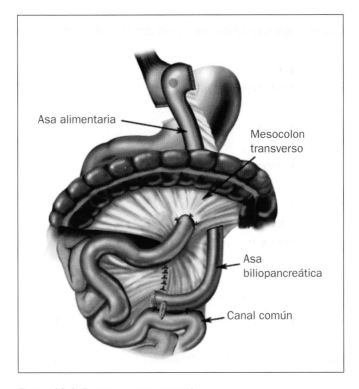

Figura 10.4. *By-pass gastro-yeyunal.*

¿Qué hay que hacer después de la cirugía bariátrica?

La cirugía bariátrica no es más que un instrumento que permite perder peso y, como todos los demás instrumentos, deberemos aprender a manejarlo. De lo contrario, sólo obtendremos inconvenientes y perjuicios para nuestra salud.

Exámenes médicos después de la intervención

Los primeros 3 o 4 días después de la cirugía estaremos, como de costumbre, hospitalizados en una clínica u hospital. Al cabo de estos primeros días podremos irnos a casa donde deberemos deberemos guardar un reposo relativo. No es preciso estar en cama, pero sí evitar hacer esfuerzos importantes.

El cirujano nos hará un primer control en 8-15 días después de la operación. En este control nos quitará las suturas de la piel y comprobará la condición de las heridas.

Tras 10-15 días, tendremos una entrevista con un nutricionista que nos instruirá sobre la dieta que debemos seguir. A partir de aquí, el médico (internista o endocrinólogo) nos controlará periódicamente: una vez al mes durante el primer trimestre después de la cirugía y luego una vez cada tres meses hasta completar el año.

En estos controles se nos hará una evaluación clínica de nuestro estado general, del peso, del perímetro de la cintura, etcétera. Cada tres meses se nos hará una analítica completa para completar la valoración nutricional y estudiar la necesidad de tomar suplementos nutricionales si se observan déficits.

Durante el segundo y tercer años después de la cirugía se harán controles cada 6 meses y, después, una vez al año hasta completar, como mínimo, cinco años después de la intervención.

Forma de comer después de la cirugía bariátrica

Con el fin de que las suturas del estómago y del intestino queden bien firmes es necesario y muy importante ir aumentando de forma progresiva la consistencia de los alimentos, a partir de los líquidos ingeridos inicialmente.

Hay que empezar con una dieta exclusivamente líquida durante las dos primeras semanas para pasar durante las siguientes dos o tres semanas a una dieta triturada ingiriendo los alimentos en forma de puré.

Acabada esta segunda fase, el equipo médico-quirúrgico que nos controle nos recomendará una dieta blanda que deberemos seguir durante aproximadamente un mes. Concluidos estos dos primeros meses, comenzaremos a introducir gradualmente todo tipo de alimentos hasta llegar a comer de una manera "normal".

Es fundamental comer despacio, masticando muy bien la comida. No hay que forzar nunca la capacidad del estómago. Si notamos alguna molestia hay que parar inmediatamente de comer y, en todo caso, reanudar la comida al cabo de un rato.

Hay que aprender a parar de comer después de la penúltima cucharada lo que, sobre todo al comienzo, puede no ser fácil.

¿Son necesarios suplementos de vitaminas y minerales después de la cirugía bariátrica?

Esto dependerá del tipo de intervención que nos hayan hecho.

En general, en *las intervenciones restrictivas* no suele ser necesario tomar suplementos de vitaminas y minerales porque no hay ninguna alteración en el paso de los alimentos por el tubo digestivo. Como máximo, los primeros dos o tres meses después de la intervención necesitaremos tomar suplementos de hierro para recuperar más rápidamente el déficit de hierro causado por la pérdida de sangre durante la intervención.

Muy distinto es el caso en las *intervenciones mixtas* y, sobre todo, en las de tipo *mal absortivo*. En estos casos, el curso de los alimentos por el tubo digestivo está expresamente alterado y de la misma forma que hay una disminución de la absorción de los alimentos también hay una disminución de la absorción de las vitaminas y minerales que estos contienen. Por ello, en estos tipos de intervenciones de cirugía bariátrica es obligado tomar, prácticamente durante el resto de la vida, suplementos de minerales (calcio y hierro) y de vitaminas (vitamina B_{12}, vitamina D). Por tanto, será preciso realizar periódicamente análisis de sangre para evaluar los niveles de proteínas, albúmina, minerales y vitaminas y modificar las dosis del tratamiento de suplementación en función de los resultados.

¿Son peligrosas las intervenciones de cirugía bariátrica?

Cualquier intervención quirúrgica, sea cual sea, comporta un cierto grado de riesgo para el paciente. En este sentido, las intervenciones de cirugía bariátrica (cirugía que se practica a personas obesas para conseguir reducir peso), no son una excepción. No es de extrañar, por tanto, que de vez en cuando fallezca un paciente obeso tras ser sometido a cirugía bariátrica.

Téngase en cuenta que la obesidad, y más la obesidad mórbida o extrema –éstos son los pacientes candidatos a este tipo de cirugía– es una enfermedad crónica que, por un lado, acorta la expectativa de vida y, por el otro, aumenta el riesgo de padecer muchas otras enfermedades, tales como diabetes, hipercolesterolemia, hiperten-

Tratamiento
de la obesidad:
cirugía bariátrica

sión arterial, cardiopatía isquémica, accidentes vasculares cerebrales y el temible síndrome de apneas del sueño. Incluso algunos tipos de cáncer, como el de endometrio, de mama y de colon son más prevalentes entre las personas obesas. Es decir, se trata de personas que viven ya en una situación de riesgo clínico y que afrontan la intervención en condiciones de salud bastante precarias.

La mayoría de las series de pacientes evaluadas en la literatura médica internacional refieren una tasa de mortalidad que oscila entre el 1 y el 2% de todos los casos. Actualmente, el uso de la vía de abordaje laparoscópica (a través de pequeñas incisiones de la pared del abdomen) ha permitido reducir esta tasa de mortalidad a cifras inferiores al 0,5%.

La cirugía bariátrica en España no es una excepción y, por desgracia, es de prever que algunos pacientes fallezcan como consecuencia de la intervención. Esto no quiere decir que no tengan que practicarse este tipo de intervenciones. Muy al contrario. Personalmente –y que conste que yo no soy cirujano– estoy totalmente convencido de que, hoy por hoy, la cirugía bariátrica es el mejor tratamiento para la obesidad mórbida y el único que va a permitir al paciente mejorar su calidad de vida a largo plazo, librándole de muchas de las complicaciones antes mencionadas de la obesidad. Pero los pacientes deben ser intervenidos con todas las garantías posibles para disminuir este riesgo.

El riesgo en cirugía bariátrica está relacionado con varios factores:

1. *La correcta indicación de la cirugía,* lo que va a depender del equipo médico que indica la intervención. Este equipo debe valorar con precisión al paciente y tener muy en cuenta las contraindicaciones. En ocasiones, el paciente pide la cirugía bariátrica y la ve como la solución a todos sus problemas (físicos y psicológicos), que suelen ser muchos. El deber del médico es informarle exhaustivamente de los pros y los contras de la intervención en su caso y valorar la existencia de contraindicaciones. A continuación, el médico debe tomar una decisión conjunta con el paciente y sus familiares, pero no tiene que ceder a la presión del paciente y hacer una mala indicación de cirugía bariátrica.

2. *La situación clínica del paciente* al llegar a la intervención que, en general, no será buena.

3. *Tipo de intervención que se va a practicar.* Algunas intervenciones derivativas son muy agresivas para el paciente desde el punto de vista nutricional y requieren unos controles posquirúrgicos muy estrictos.

4. *Experiencia del equipo médico-quirúrgico en la técnica quirúrgica que se emplea.* No sólo por parte del cirujano, que tiene que dominar la técnica que use, sino también por parte del anestesista (la anestesia de pacientes con obesidad mórbida tiene sus particularidades), del médico endocrinólogo o internista, que es el que

indica la intervención y el que va a hacer el seguimiento nutricional a largo plazo, del psicólogo, de dietista, etcétera.

La técnica de cirugía bariátrica utilizada debe seleccionarse en base a la experiencia personal del cirujano y del equipo y a los resultados obtenidos. El cirujano no debe dejarse influenciar por las modas, cambiando de técnica en función del último artículo aparecido en tal o cual revista especializada. Así, nunca adquirirá la necesaria experiencia para que las cosas salgan bien. En este sentido, la IFSO (Federación Internacional de Cirugía de la Obesidad) recomienda que todos los cirujanos que tengan la intención de hacer cirugía bariátrica sigan antes un curso de capacitación en un centro hospitalario reconocido.

5. *Las condiciones del centro donde se realiza la intervención.* Creemos que por ser intervenciones de riesgo en pacientes, por lo general, complicados, este tipo de cirugía debería realizarse exclusivamente en centros hospitalarios de alto nivel que dispongan de unidades de obesidad acreditadas y de instalaciones capaces de poder solucionar problemas de forma inmediata y con plena eficacia (Unidad de Vigilancia Intensiva).

Es preocupante comprobar la frivolidad con que determinados medios de comunicación tratan el tema de la cirugía bariátrica. A menudo se destaca en la prensa o en la TV la muerte accidental de un paciente durante la cirugía bariátrica, mientras que el 99,9% de las intervenciones realizadas con éxito no merecen la atención de los medios.

Hay que ser muy conscientes de que el riesgo, aunque actualmente es muy pequeño, existe y, por desgracia, van a seguir falleciendo pacientes sin que sea culpa de nadie si las cosas se han hecho como deben hacerse: con el máximo rigor y seriedad.

¿Qué resultados podemos esperar de la cirugía bariátrica?

Los resultados de la cirugía bariátrica dependen de muchos factores, entre otros del tipo de intervención practicada, del porcentaje de sobrepeso inicial del paciente, de la existencia o no de complicaciones y de la capacidad de comprensión y colaboración del paciente intervenido.

En general, la mayoría de los análisis realizados sobre muestras amplias de pacientes intervenidos demuestran una pérdida del 50 al 75% del exceso de peso inicial y mantenimiento del peso a largo plazo (10 años después de la cirugía).

Pero, sobre todo, lo que se consigue es mejorar de forma importante la mayoría de las complicaciones de la obesidad. Esta mejoría puede incluso llegar al 100% (es decir, a la curación) en casos de diabetes de tipo 2 asociada a la obesidad (en especial, si la diabetes es de comienzo reciente (menos de 8-10 años), de hipercolesterolemia e hipertrigliceridemia y también en el caso de las complicaciones respiratorias de la obesidad como el asma bronquial y el síndrome de las apneas del sueño.

Es decir, la cirugía bariátrica llega a cumplir los objetivos del tratamiento de la obesidad en una gran mayoría de casos: perder peso para aumentar la salud, mejorar o incluso curar las complicaciones asociadas a la obesidad y aumentar la expectativa y la calidad de vida del paciente obeso.

Puntos clave

- La cirugía bariátrica es muy útil en el tratamiento de la obesidad de grado III o superior, siempre que esté bien indicada y no existan contraindicaciones para ella.
- Debe practicarse siempre por un equipo médico-quirúrgico experto y en centros hospitalarios (o clínicas) debidamente acreditados.
- Las intervenciones de tipo restrictivo actúan disminuyendo la capacidad del estómago sin alterar el curso normal de los alimentos por el tubo digestivo.
- Las técnicas mixtas actúan disminuyendo la capacidad gástrica y la absorción de los alimentos.
- Los pacientes sometidos a intervenciones mal absortivas puras o mixtas necesitarán tomar suplementos de minerales y vitaminas durante el resto de su vida.

11. Prevención de la obesidad

Como con cualquier otra enfermedad, en el caso de la obesidad hay que tratar a los que ya están obesos para mejorar su enfermedad, las complicaciones asociadas y, en consecuencia, su calidad de vida.

Sin embargo, debido al elevado número de obesos que hay actualmente en nuestro país y a la tendencia al alza de esta cifra, es también fundamental poner en marcha actuaciones para evitar que siga aumentando el número de personas obesas. La obesidad se ha convertido ya en un problema de salud pública en nuestro país, en los demás países industrializados y también ya en muchos países de economía emergente.

Y lo más preocupante es que esto está ocurriendo, sobre todo, entre la población infantil. En la figura 11.1 se puede ver claramente la evolución del porcentaje de niños y adolescentes obesos desde el año 1960 hasta el año 2000 en diversos países de Europa.

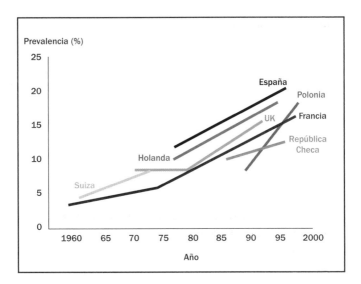

Figura 11.1. *La prevalencia de obesidad infantil está aumentando en la mayoría de países*

Es decir, hay que prevenir la obesidad. Hay que establecer políticas de prevención que sean realmente eficaces para, por un lado, evitar que el número de personas obesas siga creciendo y, por otro, conseguir reducir en un futuro a medio plazo esta cifra de obesos.

¿Por qué hay que prevenir la obesidad?

La obesidad, como ya hemos comentado, comporta un riesgo elevado de padecer otras enfermedades, en especial enfermedades de tipo cardiovascular, enfermedades respiratorias y enfermedades metabólicas. Si evitamos que aparezca la obesidad vamos a poder impedir la aparición de muchas de estas enfermedades asociadas a la obesidad.

Varias razones apoyan la necesidad de prevenir la obesidad:

- La obesidad se desarrolla a lo largo del tiempo y, cuando se hace evidente, es difícil de tratar y se obtienen pobres resultados a largo plazo.

- Las consecuencias para la salud que la obesidad conlleva son el resultado de un "estrés" físico y metabólico experimentado durante un largo período de tiempo y pueden no ser totalmente reversibles con la pérdida de peso.

- La proporción de población que tiene sobrepeso u obesidad en los países desarrollados es tan elevada que no hay suficientes recursos sanitarios para poder ofrecer tratamiento a todos los afectados.

- En los países en desarrollo, los escasos recursos sanitarios se agotarían fácilmente por la necesidad de aplicar métodos caros y tecnológicamente avanzados para tratar la obesidad y otras enfermedades que no son de comunicación obligatoria.

Objetivos de la prevención

La prevención de la obesidad no consiste sólo en evitar que los individuos de peso normal desarrollen una obesidad. Comprende una serie de estrategias encaminadas a prevenir:

- La aparición de sobrepeso en los individuos de peso normal.

- La evolución del sobrepeso hacia la obesidad en aquellos que ya tienen un sobrepeso.

- La recuperación del peso en los que tuvieron un sobrepeso u obesidad pero que consiguieron perder peso.

¿Quién debería actuar para prevenir eficazmente la obesidad?

La prevención de la obesidad es una tarea en la que todos podemos y debemos intervenir, desde el Gobierno hasta la familia:

- Ministerios de Salud y Educación.

- Consejerías de Salud de las distintas comunidades autónomas.

- Departamentos de Salud Pública.

- Cátedras de Medicina Preventiva y Salud Pública.

- Industria alimentaria.

- Medios de comunicación.

- Organizaciones de consumidores y usuarios.

- Escuela.

- Familia.

Es evidente que nosotros, a nivel personal, poco podemos influir en los ministerios, departamentos de salud, cátedras, etcétera.

Lo que sí está en nuestra mano es actuar a nivel de la familia y la escuela, promoviendo entre los niños y adolescentes hábitos saludables en la comida y estimulando la práctica de actividad física. Ésta es la mejor inversión que podemos hacer para que, en un futuro no lejano, se pueda reducir el porcentaje de personas obesas y, por lo tanto, conseguir una mejora global de la salud y de la calidad de vida de la población.

¿Es rentable prevenir la obesidad?

La respuesta es contundentemente afirmativa. En términos de salud pública evitar la obesidad permite evitar muchas de las enfermedades acompañantes.

Dos grandes estudios realizados, uno en Europa (Finlandia) y otro en los Estados Unidos de América demuestran claramente que al reducir el sobrepeso se puede evitar en buena parte la aparición de nuevos casos de diabetes.

En estos estudios participaron un total de casi 4.000 personas con sobrepeso y obesidad. La mitad de ellos (2.000) fueron sometidos durante un período de cuatro años a un programa de intervención sobre la dieta y el nivel de actividad física. Es decir, se les dieron instrucciones para que siguieran unas pautas de alimentación saludables, sin que ello supusiera en modo alguno seguir una dieta estricta y también se les instruyó para que aumentaran su nivel de actividad física habitual. En concreto, se les dijo que caminaran treinta minutos diarios cinco días a la semana. La otra mitad de participantes, que sirvieron de grupo de control, no hicieron ningún cambio en sus costumbres alimenticias ni en su actividad física cotidiana.

Los resultados fueron espectaculares y muy similares en los dos estudios. En comparación con los grupos de control, los pacientes que siguieron el programa de intervención de dieta saludable y aumento de la actividad física consiguieron disminuir 4 kg de peso (que representa el 5% del peso inicial al empezar el estudio) y mantener la reducción a lo largo de los 4 años de duración del estudio.

Pero lo más interesante fue observar cómo en el grupo de intervención que consiguió disminuir su peso la incidencia (aparición de nuevos casos) de diabetes de tipo 2 se redujo en un 58% (véase figura 11.2). Es decir, en el grupo de intervención hubo a lo largo de los 4 años de seguimiento menos de la mitad de diabéticos que en el grupo de control.

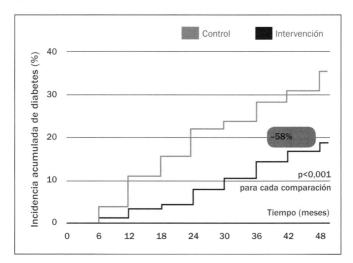

Figura 11.2 *La incidencia (aparición de nuevos casos) de diabetes tipo 2 se redujo a más de la mitad en el grupo de pacientes obesos que consiguieron perder –y luego mantener durante cuatro años– el 5% del peso inicial.*

Ambos estudios demuestran pues de forma muy clara y evidente que evitar la obesidad permite reducir a menos de la mitad los casos de diabetes de tipo 2 y esto es muy rentable y beneficioso, no sólo a nivel individual para la persona obesa con riesgo de ser diabética, sino también desde el punto de vista de la salud pública.

Y esta extraordinaria rentabilidad para nuestra salud se consigue perdiendo tan sólo un 5% del peso (4 kg para una persona de 80 kg).

Puntos clave

- El aumento de la prevalencia de obesidad en todo el mundo la han convertido en un problema de salud pública.
- Es imprescindible poner en práctica políticas eficaces de prevención para evitar que siga creciendo el número de personas obesas y para conseguir reducirlo a medio plazo.
- Disminuir el porcentaje de personas obesas de una población es muy rentable desde el punto de vista de salud pública.
- Perder solamente un 5% del peso y mantenerlo representa reducir a la mitad la aparición de nuevos casos de diabetes de tipo 2.

12. Mitos y falsedades en obesidad y nutrición

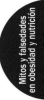

El pan tostado no engorda

¡Falso!

El pan tostado tiene exactamente las mismas calorías que la misma cantidad de pan antes de tostar.

Cuando tostamos el pan, éste, por la acción del calor, pierde agua pero no pierde la harina que es la sustancia que posee valor calórico. Es decir, que una rebanada de pan tiene exactamente las mismas calorías antes de tostarla que después.

La acción del tostado hace que se evapore parte del contenido de agua del pan. En términos de peso una porción de pan pierde aproximadamente un 30% al tostarla. Es decir, que 100 gramos de pan se van a convertir, una vez tostados, en 70 gramos.

Imaginemos que nos prescriben una dieta hipocalórica en la que se nos dice que podemos comer 100 gramos de pan al día. Es muy distinto que pesemos estos 100 gramos antes de tostar el pan que después. 100 gramos de pan fresco (tal como lo compramos en la panadería) aportan unas 220 kcal. Si pesamos el pan después de tostarlo necesitaremos un 30% más de pan para hacer los 100 gramos lo cual nos aportará 286 kcal. Es decir, que, aunque parezca mentira, a igualdad de peso el pan tostado engorda más que el pan sin tostar.

Es importante que tengamos claro que una porción determinada de pan tiene exactamente las mismas calorías antes que después de tostarlo.

El aceite de oliva es muy saludable y hay que consumirlo en cantidad.

Sí, pero no en el contexto de una dieta hipocalórica.

El aceite de oliva es efectivamente muy saludable por su contenido en antioxidantes y por ser un tipo de grasa no saturada. Pero el aceite, aunque sea de oliva, es grasa pura. Vegetal e insaturada pero grasa al fin y al cabo. Un gramo de aceite proporciona 9 kcal de energía. Por lo tanto consumir 100 gramos de aceite de oliva al día equivale a ingerir 900 kcal.

En toda dieta de adelgazamiento deberá limitarse el consumo de aceite a causa de su elevado valor energético. En general, se recomienda en estos casos un consumo de unos 30-40 gramos de aceite al día. Pero, aunque sea en poca cantidad, hay que consumir algo de grasa porque, de lo contrario, podríamos provocar un déficit de las llamadas vitaminas liposolubles (la A, la D y la E), llamadas así porque no se pueden absorber sino es en presencia de grasa.

Comer fruta de postre engorda

¡Falso!

El valor energético de la fruta depende en general de la cantidad de hidratos de carbono que contenga pero no de la hora del día o del momento en que se coma esta fruta.

Así, por ejemplo, la manzana contiene unas 50 kcal por cada 100 gramos de materia comestible. Una manzana de tamaño mediano pesa unos 200 gramos por lo que el aporte de calorías de una manzana normal viene a ser de unas 100 kcal. Y el contenido energético de esta manzana es exactamente el mismo si la comemos a la hora del postre, a media tarde o a la 1 de la madrugada.

Es decir, lo importante no es cuándo comemos las calorías sino cuántas calorías comemos.

Beber agua durante las comidas engorda

¡Falso!

El valor energético del agua es cero. Es decir, beber agua no aporta ninguna energía a nuestro cuerpo. Por lo tanto contendrá las mismas cero calorías si la bebemos durante las comidas, antes o después de las mismas, a media tarde o a media mañana.

¡En todos los casos el agua no engorda!

El azúcar engorda mucho

No, hasta cierto punto

El azúcar es una buena fuente de energía y nuestro cuerpo la puede utilizar con facilidad. Un gramo de azúcar contiene tan sólo 4 kcal de energía. Una cucharada de postre colmada de azúcar (5 gramos) aporta 20 kcal.

Consumir dos o tres cucharaditas de postre al día de azúcar es compatible con una dieta hipocalórica equilibrada y, por lo tanto, no hay que prohibirlo en el contexto de un programa de adelgazamiento bien diseñado.

Otra cosa bien distinta es consumir diariamente una cantidad exagerada de azúcar. Esto puede suceder, por ejemplo, consumiendo cantidades excesivas de bebidas refrescantes carbonatadas con azúcar. Por ejemplo, las bebidas refrescantes de cola normales contienen un 10% de azúcar. Es decir, un litro de bebida de cola (tres latas normales) tiene 100 gramos de azúcar y nos proporciona 400 kcal. Es fácil comprender que esta ingesta exagerada de bebidas de cola (3 latas al día) va a suponer un desplazamiento de la balanza energética a favor del aporte de calorías y nos va a engordar.

Por lo tanto, dentro de cualquier programa de adelgazamiento habrá que limitar el consumo de azúcar.

Dejar de fumar engorda

¡Cierto!

La nicotina posee un cierto efecto de aumento del gasto energético del organismo. Por lo tanto, el abandono del hábito tabáquico representa una disminución del gasto de calorías del cuerpo que, si no se compensa con un incremento de la actividad física, puede explicar un aumento de peso. De hecho, la mayoría de estudios científicos al respecto demuestran un incremento de unos 4-5 kilos al dejar de fumar.

Además, muchas personas se sienten ansiosas cuando dejan de fumar y para calmar la ansiedad comen "picando". Con este tipo de conducta es posible que el aumento de peso supere los 10 kilos al dejar de fumar.

Indudablemente, las ventajas de dejar de fumar superan con creces los inconvenientes derivados del aumento de 4 kilos de peso que, por otra parte, se pueden evitar aumentando la actividad física diaria.

Un error frecuente que cometen los ex fumadores que engordan es pensar que adelgazarán si vuelven a fumar. La experiencia demuestra que esto es rotundamente falso. Dejar de fumar puede hacernos engordar, pero fumar de nuevo no adelgaza.

Comer pasta no engorda

¡Falso!

La pasta italiana está hecha principalmente a base de harina y huevo. Cada 100 gramos de pasta aportan unas 250 kcal. Por lo tanto, si comemos pasta en exceso vamos a ingerir una cantidad importante de energía que puede contribuir a que aumentemos de peso.

De todas formas, un consumo razonable de pasta es recomendable dentro de una dieta variada y equilibrada.

Muchas veces, más que la pasta en sí misma, lo que nos engordará es la manera de condimentarla. Por ejemplo 100 gramos de espaguetis hervidos y condimentados con salsa de tomate casera y un poco de queso rallado aportarán menos calorías que los mismos 100 gramos de espagueti hechos "a la carbonara" (con bacón y crema de leche).

13. Preguntas y respuestas más frecuentes acerca de la obesidad

Preguntas
y respuestas más
frecuentes acerca
de la obesidad

Tengo amigos que comen mucho más que yo y se mantienen sin dificultad en su peso. En cambio yo, a pesar de que cuido mucho mi alimentación, voy aumentando de peso, sin poderlo evitar, desde hace ya unos 5-6 años. ¿Por qué me ocurre esto?

Esto se debe, por un lado, a factores genéticos. Probablemente, la dotación genética de estos amigos les confiere una cierta resistencia a la ganancia de peso y esto podría explicar la facilidad con que mantienen su peso en un nivel correcto. En cambio, usted puede ser una persona genéticamente predispuesta a la ganancia de peso.

Pero además de estos aspectos genéticos relacionados con la facilidad para mantener o aumentar de peso, existen también, aspectos ambientales (maneras de comer, preferencias alimentarias, nivel de actividad física cotidiana, etcétera) que influyen también de forma determinante sobre las variaciones del peso corporal.

Más o menos, la obesidad depende en un 40% de factores genéticos y en el 60% restante de las influencias ambientales.

No podemos, hoy por hoy, actuar modificando nuestra dotación genética, pero ello no nos condena a ser obesos. Sin embargo, sí que podemos actuar mejorando nuestro estilo de vida con lo que, sin duda, conseguiremos mantener a raya nuestra tendencia a incrementar el peso corporal.

Siempre he tenido un cierto grado de sobrepeso y ahora estoy embarazada. ¿Debo comer más para poder alimentar bien al feto? ¿Qué se considera normal que se aumente de peso durante el embarazo? ¿En caso de que me engorde demasiado, podré seguir una dieta para evitarlo?

En primer lugar, el aumento de las necesidades energéticas durante el embarazo es tan sólo de unas 300 kcal al día, por lo que, en general, no es necesario comer más. En todo caso, lo que no hay que hacer de ningún modo es comer por dos como antaño recomendaban nuestras abuelas. Además, si usted tiene un poco de sobrepeso, seguir comiendo lo mismo que antes del embarazo puede suponer, incluso, perder algo de peso, o no aumentarlo durante los primeros meses del embarazo.

Durante un embarazo, lo normal es aumentar entre 5 y 10 kilos de peso. El mayor aumento suele ocurrir durante el tercer trimestre que es cuando el feto aumenta más de tamaño. Si usted aumenta más de estos 10 kilos, debería ponerse en contacto con su médico para que le recomiende un plan de alimentación y de actividad física adecuado. El parto de una mujer con obesidad tiene más peligro de complicaciones y se considera de riesgo.

Tengo un índice de masa corporal de 29 kg/m² y, por lo tanto, tengo un sobrepeso importante. Todos me recomiendan que haga más ejercicio pero mi trabajo es muy sedentario y trabajo muchas horas al día con lo que no dispongo de tiempo para ir al gimnasio. ¿Qué puedo hacer?

Probablemente no disponga de tiempo para ir al gimnasio pero seguro que puede caminar una hora cada día. No es preciso caminarla toda de un tirón. Se pueden hacer dos tandas de 30 minutos o cuatro de 15 minutos. Es igualmente efectivo. Por ejemplo, vaya y vuelva del trabajo caminando. O, si está muy lejos y usa el transporte público, bájese un par de paradas antes y camine este trecho. Si se lo propone, seguro que podrá caminar una hora al día. Es cuestión de organizarse.

Soy obeso y mi médico me ha dicho que, además de la dieta, tengo que caminar cada día una hora. El problema es que, debido a la obesidad de tantos años, tengo una importante artrosis de las rodillas y al cami-

nar me duelen mucho. ¿Hay algún ejercicio alternativo que pueda hacer?

¡Claro que sí!

En general, las personas con artrosis de la rodilla no suelen tener ninguna dificultad para realizar ejercicios dentro del agua. Así, por ejemplo, la natación o el *"aquagym"* permiten hacer mucho ejercicio sin castigar las rodillas.

Me han hablado del balón intragástrico como la mejor solución para tratar la obesidad. ¿Es cierto? ¿Qué me puede comentar al respecto?

El llamado balón intragástrico no es más que un pequeño globo que se introduce deshinchado dentro del estómago mediante un procedimiento endoscópico. Una vez colocado y con la ayuda de una jeringa se llena el balón con aire o con líquido y se deja dentro del estómago. El balón hinchado, con un volumen de unos 500 ml (medio litro), produce sensación de saciedad y disminuye la capacidad del estómago para la comida.

El problema es que estos balones no pueden dejarse permanentemente dentro del estómago, ya que pueden ulcerar sus paredes y, por tanto, hay que retirarlos al cabo de seis meses como máximo. En la inmensa mayoría de los casos la retirada del balón va seguida de la total recuperación del peso perdido al cabo de pocos meses. Además, los balones pueden deshincharse y salir del estómago hacia el tubo digestivo, habiéndose descrito obstrucciones intestinales que precisaron cirugía de urgencia para solucionarlas.

Por todo ello podemos concluir que los balones intragástricos no son, de ninguna manera, un tratamiento adecuado de la obesidad.

La única indicación internacionalmente aceptada por las sociedades científicas que estudian la obesidad es como paso previo para que las personas obesas tengan una cierta pérdida de peso antes de ser sometidas a cirugía bariátrica.

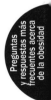

Preguntas y respuestas más frecuentes acerca de la obesidad

Anexo I.
Listado de contenido en calorías de algunos alimentos comunes

EN LA PANADERÍA

Lo salado

	Kilocalorías
Baguette (250 g)	600
Baguette (200 g)	480
Baguette de Viena (250 g)	650
Baguette de Viena (200 g)	520
Pizza (200 g)	450
Quiche (150 g)	350

Lo dulce

	Kilocalorías
Empanadilla o tarta de manzana	350
Milhojas	450
Pan de pasas	270
Palmera	300
Pan de leche	200
Merengue (25 g)	120
Croissant	180
Brioche	200
Macaron (25 g)	110

EN LA CAFETERIA

Los bocadillos

	Kilocalorías
Bocadillo o sándwich (80-100 g de pan)	
· De embutidos	400 a 500
· De queso tipo Gruyere	400 a 500
· De queso tipo Camembert	350-400
· De jamón	300 a 350
Suplemento de mantequilla (10 g)	80
Bocadillo o sándwich con atún, lechuga, huevo duro y mayonesa	500
Bocadillo o sándwich vegetal con mayonesa	350
Perrito caliente	350

Las ensaladas

	Kilocalorías
Ensalada verde aliñada	100

Los huevos

	Kilocalorías
Tortilla de patata	300
Tortilla de queso	380
Tortilla de jamón	350
Tortilla francesa	250
Huevos al plato (2 unidades)	250

Anexo I.
Listado de contenido
en calorías de algunos
alimentos comunes

Los platos salados

	Kilocalorías
Ternera a la parrilla con patatas fritas (150 g)	800
Butifarra con patatas fritas (150 g)	800
2 huevos fritos con patatas fritas (150 g)	750
Pollo a la plancha con patatas fritas (150 g)	700
Ración de patatas fritas (150 g)	500
"Croque" de butifarra	450
"Croque" Madame	400
"Croque" Monsieur	350
Sándwich de pan de molde (50 a 60 g) con jamón y queso	350
Porción de pizza (130 a 150 g)	300
Quiche (150 g)	350
Pastel de carne o queso	350
Surtido de embutidos	500 a 600

Los quesos y postres

	Kilocalorías
1 ración de pastel	350
Mousse de chocolate	300
Ensalada de fruta	120
Flan	200
Dos bolas pequeñas de: • Helado • Sorbete	150 80
1 ración de queso de 60 g	200

Café

	Kilocalorías
Tres terrones de azúcar (3 × 3,5 g)	40
1 bolsita de azúcar (10 g)	40
1 cucharadita de azúcar (5 g)	20
Café o té (sin azúcar)	0

Anexo I.
Listado de contenido
en calorías de algunos
alimentos comunes

EN LA CALLE

Lo salado

	Kilocalorías
Palomitas azucaradas (100 g)	390
Palomitas saladas con aceite (100 g)	480
Ración de patatas fritas (150 g)	500
Patatas chips (30 g)	170
10 castañas	200

Lo dulce

	Kilocalorías
Yogurt líquido o con frutas (750 g)	600
Helado Magnum® (120 ml)	300
Helado de cucurucho (2 bolas 120 ml)	230
Helado de cucurucho (1 bola)	120
Sorbete de cucurucho (2 bolas 120 ml)	120
Sorbete de cucurucho (1 bola)	80
Gofre de chocolate	200
Gofre de nata	200
Gofre de azúcar	140
Gofre natural	120
Crep de chocolate	200
Crep de plátano	180
Crep con azúcar	130
Crep natural	100
Fruta (1 pieza)	80
Cacahuetes (50 g = 2 puñados)	300
Helado tipo polo de hielo	40

COMIDA RÁPIDA

En la hamburguesería

	Kilocalorías
Ración grande de patatas fritas (140-150 g)	500
Ración mediana de patatas fritas (110 g)	370
Ración pequeña de patatas fritas (70 g)	230
Big Mac®	500
Hamburguesa de queso	300
Hamburguesa simple	250
Croissant de jamón	300
6 "nuggets"	280
Galletas (60 g)	300
Madalena o "muffin" (80 g)	250
"Brownie" (60 g)	250
Brioche	200
Batido con leche (30 cl)	300
Coca-Cola® (33 cl)	140

En la pizzería

	Kilocalorías
Pizza cuatro estaciones	1.000-1.200
Pizza de 4 quesos	1.000-1.200
Pizza reina	1.000-1.200
Pizza napolitana	1.000-1.200
Pizza margarita	1.000-1.200
Pizza de champiñones	1.000-1.200

Anexo I.
Listado de contenido
en calorías de algunos
alimentos comunes

BEBIDAS

Leche

	Kilocalorías
Leche con cacao (tetrabrik de 20 cl)	170
Leche entera (tetrabrik de 20 cl)	130
Leche semidesnatada (tetrabrik de 20 cl)	100
Leche desnatada (tetrabrik de 20 cl)	70

Refrescos

	Kilocalorías
Coca-Cola® (33 cl)	140
Fanta® (33 cl)	140
Minute-Maid® (33 cl)	140
Tónica Schweppes® (33 cl)	140
Sprite® (33 cl)	140
Nestea® (33 cl)	100
Zumo de fruta (tetrabrick de 20 cl)	80-100
Cerveza sin alcohol (33 cl)	80
Zumo de naranja natural (2 piezas)	80
Zumo de tomate (20 cl. = 1 vaso)	35
Naranjada light (33 cl.)	20
Gaseosa	0
Aguas minerales	0
Coca-Cola Light® o Zero®	0

Bebidas calientes

	Kilocalorías
Café o té (sin azúcar)	0

Bebidas con alcohol

	Kilocalorías
Cerveza (33 cl.)	150
Cava o champán (15 cl.)	100
Vino blanco (una copa de 12,5 cl.)	100
Vino tinto (una copa de 12,5 cl.)	110
Whisky (4 cl. = 1 chupito)	100

Anexo I.
Listado de contenido
en calorías de algunos
alimentos comunes

OTROS PLATOS

	Kilocalorías
Estofado de lentejas	600
Puré de patatas (300 g)	500
Lasaña (300 g)	500
Chili con carne (250 g)	450-500
Carnes guisadas o estofadas con arroz	450
Pollo a la jardinera con legumbres	300-350
4 sushis	100

Anexo II.
Direcciones de interés

- **AEEOM.** Asociación Española de Enfermos de Obesidad Mórbida. Londres, 10, 5° C, 28850 Torrejón de Ardoz.

- **AGO.** Asociación Global de Obesos. www.obesos.org

- **ANDOS.** Asociación Nacional de Obesidad y Sobrepeso. www.andos.es

- **ASOCIACIÓN DE PACIENTES CON OBESIDAD MÓRBIDA MADRID M-40.** www.obesosmadrid.org

- **SEEDO (Sociedad Española para el Estudio de la Obesidad)** www.seedo.es

- **SEEN (Sociedad Española de Endocrinologia y Nutrición)** www.seen.es

Anexo III.
Avales

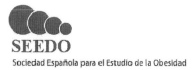

SEEDO
Sociedad Española para el Estudio de la Obesidad

La Junta Directiva de la SEED y en su nombre la Dra. Susana Monereo Megias como Secretaria General de la misma, concede el AVAL solicitado de la SEEDO a:

Libro "Comprender la Obesidad"
Autor: Dr Xavier Formiguera

Este libro cumple con los criterios de calidad y científicos necesarios que la Sociedad Española para el Estudio de la Obesidad exige para otorgar el aval.

Madrid 18 de marzo de 2014

SOCIEDAD ESPAÑOLA PARA
EL ESTUDIO DE LA OBESIDAD
CIF.: G-59439463

Susana Monereo Megias
SECRETARIA GENERAL SEEDO

Secretaría permanente:
SEEDO C/ General Martínez Campos 44-1° A y C, 28010 Madrid
Teléfono: 91 425 02 41   Fax: 913 023 926 -
Email: seedo@pacifico-meetings.com; cgomez@pacifico-meetings.com
Web: www.seedo.es

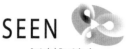

SEEN

Sociedad Española de
Endocrinología y Nutrición

El **Dr. MIGUEL ANGEL RUBIO** en calidad de Secretario de la
SOCIEDAD ESPAÑOLA DE ENDOCRINOLOGIA Y NUTRICION (SEEN)

CONSIDERA QUE:

El libro con el título "Comprender la obesidad" Dr. Xavier Formiguera, cumple
todos los criterios (científicos y administrativos) exigibles por esta
Sociedad, por lo que se avala dicha libro.

Y para que conste a los efectos oportunos, firmo el presente a 2 de Marzo
2014.

Dr. Miguel Angel Rubio
Secretario SEEN